U0111368

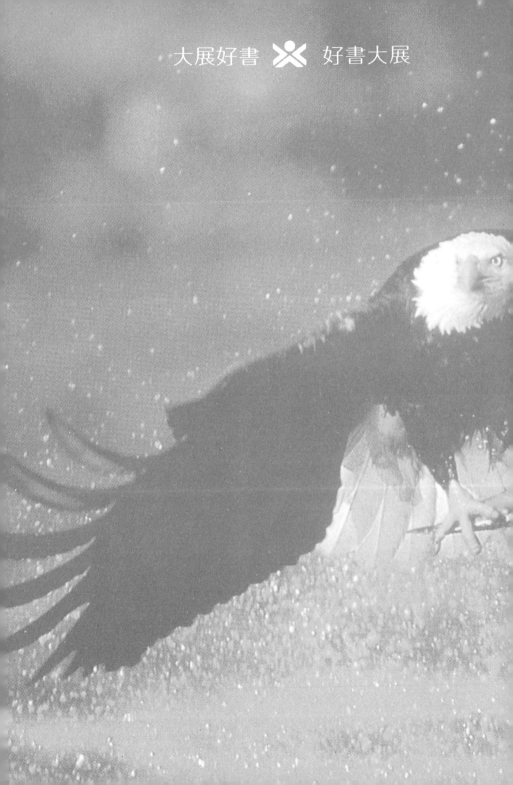

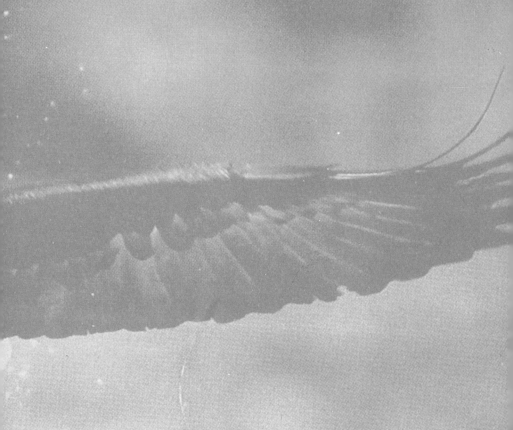

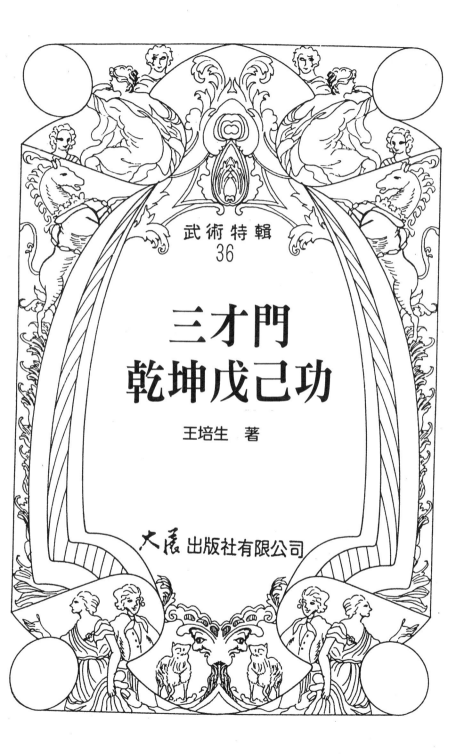

武術特輯
36

三才門
乾坤戊己功

王培生　著

大展出版社有限公司

序

　　《三才門乾坤戊己功》是氣功科學在武術應用和保健上的經驗總結。作者王培生（原名王力泉，號培生，取培養陰陽辯證思想，萬物土中生之意）現已年進古稀，德高望重，既具有高深的武學修養，又和藹可親，平易近人，故大江南北，向王老師求教者甚眾。

　　王老師曾著《吳氏簡易太級拳》（出有中、外文版）以及全國高等院校推行的武術教材《太極功及推手精要》等書，為發展武術上貢獻良多。王培生老師在五十多年的武術教學實踐中，以其高深的德、藝，博得武術界人士的一致好評。同時，經常在接待外國武術界友好人士中，以精湛的拳法技術獲得外國朋友的熱情贊揚，令他們嘆為觀止。幾十年來，王老師在拳法和氣功功法理論上繼承了前人的成果，尤更側重於發展觀點上的探討總結。

　　《三才門乾坤戊己功》一書分為理論和體用實踐兩大部分。在理論部分，剖明了氣功與武術的秘奧所在；在體用實踐部分，集五十多年的親身實踐體會和行之有效的寶貴心得，結合中國的醫學理論，以樸素的陰陽辯證哲理剖析武術與氣功的精髓，用陰陽哲理之法則來指導功法的鍛鍊。

　　不難想像，這一切將使學習者在保健和技擊上都會收到極為明顯的效果。

　　此書內的功法，以內家拳功法為主。內家拳法歷來主張「用意不用力」，也就是說，用陰陽哲理的「意識」和「知覺」來指導動作，每一招式每一動作都必須符合拳理和人體氣血運行的規律。堅持久練者，不但可以達到防疾祛病、強體健魄、益壽延年之功效，在防身方面，更是運用自如，體現了陰陽五行相生相剋之理，可收「四兩撥千斤」、「以小勝大，以巧取勝」之奇效。

　　因此，若能反覆實踐，細心揣摩，潛移默化、久而久之，則可臻於高深境界。在應用時「人不知我，我獨知人」，隨心所欲，收發自如！

　　王培生老師竭幾十年精力鑽研武學。近年來，他除了在北京各高等院校講學外，還經常受高教部派遣到各地高等院校講學，並受到一些省、市的武術協會、氣功學會的特邀前往講學。

　　另外，不少出版社、雜誌社和報刊編輯部派記者採訪或約他寫稿、題字等等（本人曾有幸跟隨在王老師身邊外出講學）。王老師雖然很忙，但對這些要求總是盡量給予滿足。《三才門乾坤戊己功》就是在百忙中完成的。

　　此書所載的功法，通過許多人的實踐證明，確不失為氣功和武術的精華。此書圖解清楚，練功有素者，循理漸進，自會諳其妙旨；初學者，按圖索驥，亦可無師自通。

茹世保

自 序

王宗岳在太極拳論上講：「太極者，無極而生，動靜之幾，陰陽之母也。」這是自然界中物質運動的普遍哲理，太極哲理包羅萬象，大到無窮，小到極微；在人可為一切行為和能動之準則，在事可理萬端始終之因果。

這套功法在體用編排中，主觀上是想集武術運動於一理，所以在理論上和實踐上，這套功法都是以太極哲理來作為體和用的指導思想。

太極者，陰陽也！在卦即乾坤也！因此，我們可以說乾坤就是陰陽，陰陽即為太極。

總之，陰陽辯證的思想，乃是我們這套功法鍛鍊的基本指導思想。

培養陰陽辯證的科學思想，對這套功法的鍛鍊來講，確實是根本的、至關重要之綱，否則縱然枉費終生之苦心，到頭來還是望洋興嘆，休想到達功法奧妙所在之彼岸。因為這套功法在理論上遵循的是乾坤陰陽哲理，在體用上它講究的是在意而不在形，所以凡不遵循陰陽哲理的鍛鍊者，其結果必徒勞矣！

生成一切事物，實際上即陰陽相互依托、變化的過程。

例如：土可育苗生萬物，但是一粒種子入土，要想最後獲得果實，那麼除了種子本身以外，還

要許多條件才能使一粒種子發育成長結出果實，這就是通常所說的內因和外因的陰陽辯證關係。

俗話說：「種瓜得瓜，種豆得豆。」這又從事物屬性的形成上指出，任一特定事物的生成，只能由特定的種子和相應的條件在不斷的陰陽變化的運動中發育、成長、開花結果。

在這套功法中，雖說變化萬端，形似各家，但是萬變不離一理，即乾坤天地間，戊己土居中，土中生萬物，下種還須育種人！

獻出一種東西，在獻出者來講，至少認為這種東西是寶貴的。至於所獻東西是否貴重，也只能由接受東西的人去鑑定，是真是偽，是益是害。

接受者雖說感受不一，但是獻東西的人，可純粹是一顆好心，一顆為中華武術的昌盛及願與讀者共勉的至誠之心。

藝術的發展總給人們帶來美好的願望。我想武術的發展，也應該為人類帶來幸福。武術乃國之瑰寶。這套功法的獻出，是筆者幾十年體用研究的心血，我不敢指望它能成寶，我只想用自己的汗水去澆灌武術百花園中的一草一花，能讓她們更加鮮艷奪目，這是我的終生意願。衷心祝願我們的武術瑰寶更放異彩！

目　錄

一、導　論

　　筆者自幼喜愛武術，並且在學習武術運動的過程中，有幸曾先後拜張玉蓮老師學彈腿，拜吳秀峰老師學八極，拜馬貴老師和韓慕俠老師學形意、八卦，拜楊禹廷老師學吳式太極拳，而且又蒙王茂齋師祖的栽培，使我透過武術的研煉，更加領悟到太極哲理的真髓要義。

　　俗語：「天下武術是一家」，開始我百思不得其解，但是老師們的口授言傳，自己的體用實踐，使我逐漸懂得了，武術運動雖然門派繁多，形體各異，但是從拳理上講，最終還是沒離開陰陽哲理。

　　這套功法的獻出，就是自己苦心揣摩了大半輩子的心血，我是想在先人們不同的創拳立說的基礎上，能提出一些探討性的看法，所以立意命題為《三才門乾坤戊己功》，就是想從乾坤陰陽哲理以及五行生剋的辯證關係上，來與讀者共同探討武術的哲理和體用實踐。

　　《三才門乾坤戊己功》是根據易經變化之理，即無極生太極（事物的生成），太極生兩儀（即陰陽），兩儀生四象，四象生八卦，而兩儀的產生於中極之玄，中極之玄，即陰亦陽，非陰非陽，也就是說，陰陽由中極而分。老子《道德經》云：「道生一，一生二，二生三，三生生萬物」，亦即指此義。

　　所謂三才者，根據《易經・系辭》：「陰陽合德，而剛柔有體」。這個體，就是指我們本身；所謂剛，是指人身上的骨骼；所謂柔，是指人身上的氣血。而剛、柔

、體，都得與大自然相適應。也就是天地人各自之三寶凝聚而成三極相吻合。

天之三寶為日、月、星；地之三寶為水、火、風；人之三寶為精、氣、神。所謂三極，即三才樞紐之吻合要恰到好處（過與不及都不是），而三才的實質，正如孔子所云「乾坤其易之門」，因此三才，即由此而定名。繼之，二儀生四象，例如：一年四季的兩至兩分（夏至冬至，春分秋分）；四方的東西南北；四肢的兩手兩足等等。

四象生八卦即四正四隅合成八個方位，而每一方位皆顯有不同之卦象，並依卦象之相生相剋之辯證規律，可產生多種多樣意想不到的效果，而且對人類的健康能起到重大作用。八卦本五行（即金木土水火），五行之土分戊己，戊己居中央，中央成己土，萬物土中生。

《道德經》所云：「一生二，二生三，三生萬物」之句，亦即此意。根據卦象，「乾坤戊己功」中「乾坤」二字，象徵太極師祖三豐老人之道號，「三豐」二字，以表繼往開來之紀念，因為乾字為天，其卦象稱之為乾三連（☰）；坤字為地，其卦象稱之坤六段（☷），若在此六段之中間加上一豎即成「丰」字，因此說乾坤功法即三豐功法。

而「三豐」是以道家功法為主，即以「抱真守一」為原則。而功法名稱中「戊己」二字，乃戊土與己土雙土合成為「圭」字，以此雙土相合，寓意乾天坤地土居中央的哲理。故俗語：「中央戊己土，萬物土中生」。還有的說：「自古人生在世，俱秉五行陰陽」等名言警句，均說明人與大自然之間，關係是很密切的。

　　譬如在保健方面，人的身體強弱，就是由人體內五臟六腑機能與大自然是否相適應而決定的。

　　「乾坤戊己功」功法，首先是為鍛鍊人與大自然相適應，從而總結出的有效功法。其次在技擊上也是行之有效的體用真詮。

　　「乾坤戊己功」功法的精髓，除道家之「抱真守一」之外，還寓意有釋家「止觀」之法，即「看破、放下、自在」之哲理。也有儒家「中庸之道」的修性觀點體現在功法之內，即所謂「不偏之謂中，不易之謂庸，中者天下之正道，庸者天下之定理；天命之謂性，率性之謂道，道也者不可須臾離也，可離非道也。」

　　由於功法是以儒、釋、道三家修真元，養本性之理法，作為主導思想來指導功法的鍛鍊，所以通過本功鍛鍊之後，體現在保健方面之功效：

　　一、使體內各部機能健壯，增強抵抗力，從而起到防疾袪病之作用；

　　二、在嚴寒或酷熱的惡劣環境中也均能適應，並且運用自如，轉危為安。

　　體現在技擊方面之功效：

　　一、與敵對抗之際，避免「過與不及」之弊病，此乃儒家之「不偏不倚」的中庸之道；

　　二、與敵相抗之時，總以「柔化」為主，此乃釋家「止觀」之功；

　　三、與敵對抗之中，是「以逸待勞」、「以靜制動」、「彼不動，己不動，彼微動，己先動」，即意在彼先，借力發勁，以小勝大，此乃道家之「抱真守一」之「用意不用力」之理。

　　乾坤戊己功法之功能，可以獲得體用雙修，袪病延年和技擊上的克敵制勝的效果，久練此氣，趣味深奧莫測，難以筆述，可謂「放之則彌六合，卷之則退藏於密」。此功法於易力、易骨、易筋、洗髓等四步功夫之促進作用，尤為顯著，所以善練者，即煉心煉性，悟三昧之竅奧，而養氣修真，且八象之性靈（註：八象，是人身上之八脈，陰陽轉換及變化也），若能至誠不息，細心琢磨、推敲其理，則終身取之不盡，用之不竭也。

二、基本理論

乾坤戊己功的基本理論，可以用一句話概括：頭頂太極，懷抱八卦，腳踩五行。

（一）陰　陽

訣曰：

> 乾坤陰陽理為真，
> 戊己中央養元神；
> 自然萬物健吾身，
> 盡性立命天地人。

縱觀宇宙空間，從宏觀天地到微觀世界，都渾然太極之理。古人說：「陰陽者，天地之道也，萬物之綱紀」。的確，如果我們仔細體察和詳細揣摩，形形色色的物質世界，無一不處於陰陽動靜的絕對運動中，因此，用陰陽哲理來剖析某一特定事物的始終，就一定會抓住事物的本質，同時用陰陽哲理來指導實踐，就一定會理為吾用，成事圓滿。

本題立題之意圖，是想把自己在幾十年中，通過太極、八卦、形意等拳術研究和體用上的一些基本理論和實踐上的心得體會貢獻給讀者，以期能拋磚引玉與讀者共勉，願乾坤戊己功這份珍貴的中國遺產，能在眾多有心人的努力探討中不斷發揚光大。

　　俗話曾講：「天下武術是一家」，就理論上講，任何拳術都講究「動靜分陰陽，變換循八卦，運行軌五行」，這豈不正是任何武術運動的普遍哲理嗎？為此，以下想從武術正宗上來探討一下太極功的理論問題。

　　所謂太極即陰陽，陰陽即太極。在老拳譜上講：「太極本無法，動即是法」。這種哲理觀點，應該是武術運動的普遍真理。

　　就太極功這個特定事物來講，因為太極之初的廓然無象，動則分陰陽，陰陽即太極。

　　例如：盤拳之初的預備式，其體象為清心寡欲渾然無象，實際上這就是無極，由動才變，變則生陰陽，陰陽為兩儀，兩儀由太極而生。所以說太極是無極而生，陰陽之母也。

　　至於拳譜所講，「太極本無法，動即是法」，這裡所指即寓陰陽孕生之哲理。同時，在這話中就告訴了人們，太極拳在技擊過程中，沒有固定的招數，只有在動靜陰陽中，才能形成某一特定條件下的種種法則，而任何法則的精髓千變萬化，也決不會離開陰陽。「陰無其陽衰殺無己，陽無其陰生長不止」即說明了這個道理。例如：行拳中的前進後退是陰陽，重心轉換時虛實又是陰陽，往復折疊的法則更是離不開陰陽。在拳術的體用運行中，諸多法則的陰陽哲理真是述不勝述。

　　總之，大到無限的多維空間，小到不可再分的幾何學的一點，每動有每一動的陰陽虛實瞬間，每處有每一處的陰陽虛實變換，由體到形，由表及裡，無一能夠違背陰陽之哲理。

　　所以說，行拳體用演練者，頭腦中時刻應該想著陰

陽，每動必須循陰陽，否則枉下功夫終生，到頭來還是
會瞎子摸象，談所非談，用所非用。

　　本題命題開頭所提到的陰陽以及在文中又提到的頭
頂太極，都是為了強調行拳的陰陽哲理，如果離開陰陽
就根本無法理解武術運動之奧妙！

（二）八　卦

訣曰：

　　四正四隅卦八方，
　　人體八卦應竅象，
　　動為八法威名揚，
　　靜為八樁真氣藏。

　　八卦理論在武術運動中是很重要的。雖然在有些拳
種中，八卦理論的闡述不夠突出，但是，武術運動本身
的客觀規律是不會離開陰陽、八卦道理的。以下就以太
極拳和八卦掌為例來探討一下八卦理論在武術運動中的
應用。

太極拳八法要義：

　　拳譜上常見太極十三勢之說。在理解中，有人把十
三勢解說為十三個姿勢，這是不夠正確的。實際上太極
十三勢是十三種方法，這就是我們平時所經講的：掤捋
擠按，採挒 肘靠，進退顧盼定。其中前八個字是八種
手法，後五個字是五種步法，即俗稱八門五步，或稱八
卦五行，皆指的是這十三法。

　　前文提到，懷抱八卦，也就是指的前八種手法，而

這八種手法又與文王八卦方位圖有嚴格的四正四隅合成對應關係。由於八卦方位不同，而卦象也有所變化，因而又產生了八樁之動靜、虛實、陰陽互變等功法之訓練方式。

太極拳屬內家拳法，著重陰陽變化之理，因此八卦方位與人體對應各有其竅，而每竅在人體經絡臟腑中又各有其位。要求在練功中，以意引氣，按竅運身，意到氣到，氣到勁到。這就是內功要義的根本所在。實踐證明，太極久練得道者，不但在技擊上可出奇效，在保健上也會有袪病延年的效果。

為了使讀者確切了解太極八法所屬經絡臟腑竅位與八卦的對應關係，現將八法順序詳述如下：

掤： 在八卦中是坎（☵），中滿、方位正北，五行中屬水，人體對應竅位是會陰穴，此穴屬腎經。八法中此字主掤勁，為進攻手法，用以打擊對方。

捋： 在八卦中是離（☲），中虛，方位正南，五行中屬火，人體對應竅位是祖竅穴，也叫天谷或天目，此穴屬心經。八法中此字主捋勁，為防護手法，用以化解對方。

擠： 在八卦中是震（☳），仰盂，方位正東，五行中屬木，人體對應竅位是夾脊穴，此穴屬肝經，八法中此字主擠勁。

按： 在八卦中是兌（☱），上缺，方位正西，五行中屬金，人體對應竅位是膻中穴，此穴屬肺經，八法中此字主按勁。

採： 在八卦中是乾（☰），三連，方位隅西北，五行中屬金，人體對應竅位是性宮和肺俞兩穴，該穴屬大

腸經，八法中此字主採勁。

捋：在八卦中是坤（☷），六段、方位隅西南，五行中屬土，人體對應竅位是丹田穴，此穴屬脾經，八法中此字主捋勁。

肘：在八卦中是艮（☶），覆碗，方位隅東北，五行中屬土，人體對應竅位是肩井穴，此穴屬胃經，八法中此字主肘勁。

靠：在八卦中是巽（☴），下斷，方位隅東南，五行中屬木，人體對應竅位是玉枕穴，此穴屬膽經，八法中此字主靠勁。

掤、擠、肘、靠屬陽，在技擊上為進攻；捋、按、採、捋 屬陰，在技擊上為防護。

上述八個字的卦、位、體三者之對應關係可由《八法八卦圖》表示之。

內家拳練功有素者，按圖索驥即可演練；初學者則須詳看八法八樁。

八卦掌八樁要義：

八卦以走圈轉換為主，所謂走圈係指步法不可離開圓圈；所謂轉換，係指手法變換時，必須在步子仍在自然走轉中變換掌法，這就是說換掌時不可停步，亦即是步子始終不能停。

老拳譜中說：「出手交十字，邁步必循圈，於單（•）、折或雙（⠸）、交（×）、沖（０），當中求生活。」這句話的意思是說：只要一出手就不要離開十字，凡是一動步就要走圓圈。在十字、圓圈裡面求相生相剋的道理。欲求身安穩，還須練八樁。現將八樁訣介紹如下，以便記憶，有利於練功。

八法八卦圖

祖竅
將

☲ 南離火

巽東南
玉枕

震東木
夾脊

☳

坎北
尾閭

☵

乾西北
絳宮

☰

兌西金
膻中

☱

坤西南
田中

☷

艮東北
命門

☶

八樁歌訣：

乾（☰）：

乾屬老陽體內藏，三田合一下連上；
入地嚇壞地藏王，上天驚呆君玉皇。

坤（☷）：

坤屬老陰體內長，六球體內動無常；
扭轉乾坤四球掌，上有兩球佐朝綱。

坎（☵）：

水容萬物水為坎，水脊偶陰胸中滿；
設爐安鼎離火燃，坎離移位循周天。

離（☲）：

火化萬物火為離，手脊奇陽胸隙隙；
調來坎水離水濟，陰陽相濟互相依。

艮（☶）：

艮如覆碗應體間，又如大山勢巍然；
山崩地陷非等閒，蚍蜉撼山難煞難。

震（☳）：

震如仰盂應體間，兩足立地如根連；
陰陽相激雷電閃，無情雷公豈容犯。

兌（☱）：

兌在卦位體上陰，兩臂澤水滋吾身；
任你相欺難容忍，我行我素顯神奇。

巽（☴）：

巽在卦位體下陰，兩足生風踩祥雲；
任你侵犯進吾身，望風撲影形無真。

（三）五　行

訣曰：

> 五行干支應天象，
> 陰陽生剋相消長；
> 動中生法形剛強，
> 靜寓五步柔中剛。

相生相剋的五行理論，在武術運動中的應用是比較明顯的。以下還以太極拳和八卦掌為例，來說明它的原理。

首先，談一談太極五步之要義：

太極五步是太極十三總勢中的五種步法，前文中提到腳踩五行，就是指進退顧盼定五種步法。這五種步法同樣也對應人體經絡臟腑的有關竅位，同時也對應著天之五行，即：水火木金土。

現將其對應關係分述如下：

前進：在五行中屬水，方位正北，人體對應竅位是會陰穴，此穴屬腎經。

後退：在五行中屬火，方位正南，人體對應竅位是祖竅，此穴屬心經。

左顧：在五行中屬木，方位正東，人體對應竅位是夾脊穴，此穴屬肝經。

右盼：在五行中屬金，方位正西，人體對應竅位是膻中穴，此穴屬肺經。

中定：在五行中屬土，方位正中央，人體對應竅位

是丹田穴，此穴屬脾經。

　　上述五步的五行、體、位、對應關係可由《五步五行圖》表示。

　　其次談一談八卦五行掌之要義：

　　八卦掌本五行，故按金剋木、木剋土、土剋水、水剋火、火剋金，金生水、水生木、木生火、火生土、土生金，如此循環往復，無端、無始的五行相生相剋之理，而演變成為五種掌法，即劈、穿、圈、挽、搬。這五種手法也同樣對應人體經絡臟腑的有關竅位，同時也對著天之五行，即金木土水火。

　　現將其對應關係分述如下：

　　劈靠：在五行中屬金，方位正西和隅西北，人體對應竅位是膻中穴和性官及肺俞，該穴屬肺與大腸經，其卦象為「澤天夬」，即兌澤、乾天之結合而成。

　　穿袖：在五行中屬木，方位正東和隅東南，人體對應竅位是夾脊和玉枕，該穴屬於肝膽經，其卦象為「雷風恒」，即震雷、巽風之結合而成。

　　圈扇：在五行中屬土，方位居東北和西南，人體對應竅位是肩井和丹田，該穴屬於卑胃二經，其卦象為「山地剝」，即艮山、坤地之結合而成。

　　挽纏：在五行中屬水，方位正北，人體對應竅位是會陰，此穴屬腎經，其卦象為「水水坎」，即本位而成。

　　搬沖：在五行中屬火，方位正南，人體對應竅位是祖竅，此穴屬心經，其卦象為「火火離」，即本位而成。

五步五行圖

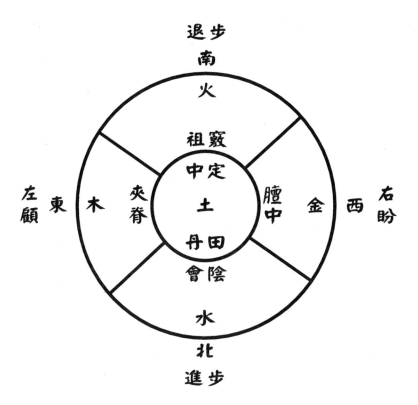

八卦五行掌歌訣（動）

劈靠（金）：

> 劈靠為金經屬肺，體用兼修求真髓；
> 劈山開路障礙摧，挨幫擠靠顯神威。

穿袖（木）：

> 穿袖為木經屬肝，陰陽五行循脈練；
> 穿袖迅捷如火焰，出手直取敵極泉。

圈扇（土）：

> 圈扇為土經屬脾，帶脈修好百經益；
> 圈托湧泉離地起，扇合腳面出神力。

挽纏（水）：

> 挽纏為水經屬腎，固腎築基真氣存；
> 無形水流形隨奔，如石投水萬物吞。

搬沖（火）：

> 搬沖為火經屬心，心主神明掌帥印；
> 搬去山川斷其根，鐵拳直衝喉下問。

五行步法歌訣（靜）

前進（水）：

> 前進屬水竅會陰，意想命門氣催身；
> 眼神前上似追人，全身自然向前奔。

後退（火）：

> 後退屬火竅玄觀，意在祖竅前下看；
> 神與兩足角三點，身自後退只等閒。

左顧（木）：

> 左顧屬木竅夾脊，以意行氣脊貼氣；
> 螺旋直進動中擠，進退轉換旋轉體。

右盼（金）：

　　右盼屬金竅膻中，以意行氣體轉動；

　　左轉右動如蟲蛹，長蛇出洞行無蹤。

中定（土）：

　　中定屬土竅丹田，土長萬物氣抱元；

　　三田合一乾三連，頂天立地宇宙間。

（四）仿生十三形（十三丹法）

訣曰：

> 調坎填離煉金丹，
> 丹為真氣體內藏；
> 靜極生動形生變，
> 動極變靜意氣涵。

仿獅形：

> 睡獅欣然張口醒，搖頭擺尾示威風；
> 耍戲睡獅球相迎，獅滾繡球快不停。

仿蛇形：

> 長蛇出洞草中行，蛇行扭動快如風；
> 體如波峰節節鬆，曲伸開合輕而靈。

仿鵲形：

> 靈鵲梅枝叫喳喳，歡蹦跳躍枝頭抓；
> 靈鵲輕靈難捉拿，圓機活潑戲作耍。

仿猿形：

> 猿猴舒臂摘鮮桃，跳樹越澗身臂搖；
> 運身托桃如飛鳥，筋壯臂長樂逍遙。

仿虎形：

> 虎吼震山顯威風，百獸聞風無影蹤；
> 跳澗越嶺登山峰，餓虎撲食力無窮。

仿鶴形：

> 鶴舞青萍如仙境，邁步抖翎動生風；
> 提腿輕靈如履冰，體態美妙心神靜。

仿熊形：

熊羆出洞一聲吼，撐襠坐胯推大球；

虎背熊腰神意守，眺望深澗覓食求。

仿蟾形：

金蟾抬頭望月光，精準盡收蟾體囊；

金蟾得丹道亦長，扭身回顧謝上蒼。

仿龍形：

青龍吸水起雲端，上下翻騰飄渺間；

探爪撈月水連天，修身養性勤修煉。

仿鳳形：

彩鳳展翅起彩霞，朝陽光輝美如畫；

祥光沐浴普天撒，陰陽消長根發芽。

仿雞形：

晨雞高歌背轉身，腿似提爐腳生根；

喔喔報曉催勤奮，一日之計在於晨。

仿貓形：

狸貓捕鼠形美妙，神聚體伏鼠兒找；

蹲縱捕捉時而跳，體態輕靈歡逍遙。

仿馬形：

烈馬出槽昂首叫，四蹄生風奔而跑；

山水險阻勝空躍，身如射箭任逍遙。

（附）「金身羅漢」歌訣：

天下桃李修正果，金身羅漢樂呵呵；

修身五訣憑口說，捻捏揉卦撥陰穴。

三、行功準則綱要

從武術的發展過程來看，我們的前輩們，特別強調練武要講德。用現代的話來說，要德才兼備。本功法的鍛鍊的基本綱要，首先要注重德，這絕不是一句空話，因為在功法的鍛鍊過程中，如果目的不純或含有其他的雜念，非但功夫無成，反而會走入歧途。為此，一定要謹遵師囑，培養高尚的武術道德以及科學的鍛鍊方法。以下也分四個方面，簡單提示一下：

【德】：

練武者應遵守武德。所謂武德，首先是「口德」，即要注重自身修練，不言己之長，不道人之短。其次是「手德」，即要遇事多慮，勿躁、忍為高，即使處於忍無可忍之時，也要做到出手不傷人，點到而已，適可而止。最後是「身德」，即要以身作則，先正己而後方能正人。若能做到心胸坦白，光明正大，方可「德藝兼修」，所以說「身正則藝正」。「藝」無德不立。總之，武術也要講德才兼備，否則必入歧途。　．

【體】：

習武不僅要有高尚的「武德」，而且還要有堅強的意志，同時必須要有很好的體質和魄力，方能取得高超的技藝。

對於體質之鍛鍊，一般來講，應注意身心兼修，即

內外並重。也就是說，對內要注意「中正安舒，輕靈圓活」這基本八要。對外要做到「鬆肩、墜肘、涵胸、拔背、裹襠、溜臀、鬆腰、抽胯、頂頭懸」等九點身法要求。這也是強健體魄必備而缺一不可之練功要素。

除此還要講三合，即內三合：「心與意合，意與氣合，氣與力合」和外三合：「肩與胯合，肘與膝合，手與足合」。這內外三合（也叫六合）之鍛鍊，對身心之變換，機智靈活性的鍛鍊是有很大幫助的。

【教】：

武術教師應怎樣進行教學？這就需要不單教技術，還要教人。在未教學之前，教師對學生們的現實客觀情況應有足夠的了解，然後再進行教學，才會得到滿意的效果。因為人的智慧不同，接受能力不一，有的一點就透，一說就明白，像這樣的學生最好教。不過，也有不紮實、易忘的毛病。

可是遇到與此相反的學生，教起來就困難多了！無論你百般講解和分析或多作示範也是不解決問題，這主要原因是由於領會能力差，或記憶力不好所致，但這種人掌握的東西較為紮實。有的是因為體質強弱不同，所以對此情況應該注意，運動量的大小要掌握適當。

有的學習目的不同，如因體弱或因病是為了恢復健康而學習的，有的是為了好奇而學習的，有的是為了強身和防身而學習的，更有的是為了爭強鬥狠，其目的不純來學習的……由於上述種種不同的學習態度，所以教師也應根據學生的不同情況，採取不同的教學方式。

如教集體課程，應按照上班課的方式，分內堂課講

理論，對初學的教學法，首先應闡明練習本功法的基礎理論知識（內容包括手眼身法步，精神氣力功，即「心神意念」等基本知識）。其次，再講理論與實踐相結合的科學道理。

外堂課是實踐練習，應抓住本堂課題所要講的某一動作的中心環節，尤要分清主次進行練習而增進實驗之效果。如個別教練，是根據學生的理解能力之不同和身體強弱及學習目的之不同等情況，應採用因人施教的方式方法進行教學。在教學上還應確定以下幾點目標：

①完全徹底

在教學中應改變過去教學的舊框框，即不應有保守思想。教師不應以為了「光大門戶」派系的感情與願望來傳授技藝，而應以讓中國的藝術瑰寶代代相傳，並發揚光大為目的。

故教師要有憐才育才之情，要誠心誠意地教，更不要留一手（此手並不是招式、而是在學生身上留下一點毛病，即拳之八反「捕風捉影、老步腆胸、寒肩縮頸、弓腰反背」等等），樹立真負責、一絲不苟、完全徹底、誨人不倦的精神，毫無保留地進行教學。

學生則要抱著虛心學習的態度而求學，對老師要尊敬，這樣方能博得老師的愛護與關心、在技藝上才能獲得老師傾囊傳授。

現在向大家介紹一把尺子，拿來作為衡量教師與學生，所教和所作的招式動作是否正確的標準，這把尺子就是自己的身體，因為不通過實踐而只從外形上來看，是不容易看出的。

可以打一個比喻來說明：譬如食物，從來未經口舌嘗試過的東西，它的滋味好壞一定不會知道，甚至連是否能吃也不得而知。又如遊一勝地，若自己未能身臨其境，實際狀況也決不能說得詳細。

在練拳或學拳時，欲要知道所做的姿勢動作是否正確，可以拿這把尺子（即自己的身子）試驗：做一姿勢如感覺身體上部輕鬆，即胸背部都很舒適，而下肢腿部特別吃力有勁，這就說明了所做的姿勢是正確的。

反之，如感覺上肢僵硬有力，胸背部又有截氣和鬱悶不舒的感覺，而下肢腿部卻不覺吃力，並且有浮而不定等狀態發生，這就是姿勢不夠正確的表現。這就是所謂衡量姿勢動作是否正確的最標準的尺度。

②新的發展

因為乾坤戊己功本身蘊藏有許多的科學道理，所以我們應在現有的基礎上再進一步研究和推敲，使其在科學的理論（如生理心理和力學等等）的指導下更有新的發展。

③深度和廣度

練乾坤戊己功到什麼程度才能得到體用兼備的作用呢？俗語說「學無止境」，練一天有一天的進步，這有一定道理，所以欲求達到高深地步，也必須遵循一定的規律，這規律即是「按部就班，循序漸進，由淺入深，從低級到高級」進行鍛鍊。

關於深度問題，必須要掌握好運動量的大小和姿勢的高低，這樣對於功夫進步的深淺是有很大關係的。

　　關於廣度問題是和普及與提高相結合的程度有關，如對初學者來說應先求普及，在普及的基礎上再提高，在提高基礎上再普及。能夠這樣實踐才能符合加大深度和廣度之要求。

　　在教學中語言力求通俗易懂；動作力求身體各部器官協調發展，不僅有動作之形，更重要的，要有形成動作之意念心思，方能使氣運於身，達到身強體健之效，也就是讓活躍精神附於健康的身體，有健康的身體，更會促進健康的精神，互為表裡，相互制約，這是辯證的統一。

　　總之，教師只能負指引的責任，而最主要的還是要靠學生自己肯下刻苦的功夫進行鍛鍊方能成功。

　　俗話說得好：「師傅領進門，修行在個人」，拳經所謂：「入門引路須口授，功夫無息法自修」，這些都是指此而言的。

　　又如學生比喻為探索路徑之人，而老師則是指引道路的人，然而所走這道路正確與否，都是靠自己去走。

　　我國武術廣無涯際，深邃莫測，真是學無止境，活到老學到老，即便學到一點東西也決不能驕傲自滿，「驕兵必敗」之理，習武者不可不知。所以，我們必須明確武術乃國之瑰寶，繼承和發展我國民族文化遺產則是每個炎黃子孫應盡之責。

【學】：

　　學生對於「乾坤戊己功」，應該怎樣進行學習，方能迅速的掌握它和運用它，並能達到對健身、攝生有所幫助之目的呢？

　　這就非按照本功法演練之步驟進行學習不可。對一般欲求深造者來說，若能嚴格要求自己則進步必然會迅速；對一般練習者可以放寬尺度，結合個人條件進行練習即可，但不要懷畏懼之心或怕學不好的思想。

　　學習本功法時不單要了解它的動作線路，同時還應該了解各個動作的要點、標準和如何進行糾正錯誤的方法以及身心的變化狀態等，也就是說，我們不僅要知道它的外形，更重要的是，應該知道他的實質。

　　我們應該知道怎樣練是正確的，而怎樣練是不正確的，檢驗標準是什麼？然後再從事練習，才不致發生較大的錯誤和產生危害，從而，才能取得鍛鍊的功效。此標準應從姿勢、動作、運動、呼吸等方面求之，即可得其準繩。

四、功法三段錦

　　乾坤戊己功法，在理論和體用上，是一套嚴密而系統的鍛鍊功法，對這套功法的具體套路，為了鍛鍊上的方便，共分三段。雖然每段在保健和技擊上效果有所不同，但是練習者可以因人制宜，可分單操或三段通練。本功法的套路共分以下三段：

錦一段：七星歸位
> 北斗七星紫微輔，
> 寒夜迷路能識途；
> 人體七星身軀護，
> 頭肩肘手胯膝足。

錦二段：日月增輝
> 乾坤日月放光輝，
> 氣血精準萬物追；
> 人體日月應竅位，
> 囟門開合練真髓。

錦三段：錦囊取寶
> 錦囊藏寶寶珍貴，
> 得寶護寶終屬誰；
> 德深藝高守武規，
> 錦囊取寶堅必摧。

綜上所述，「乾坤戊己功」功法之內容是根據太極之陰陽哲理和八卦之卦象變化及五行生剋之理為指導思想和理論基礎的。

譬如：太極拳中所包括的內容，均不出陰陽之理，也可以說離開陰陽即不是太極。現將太極拳中主要之內容簡介如下，練功有素者可循此而深造。

一、八門五步：掤（北）、捋（南）、擠（東）、按（西）、採（西北）、挒 （東南）、肘（東北）、靠（西南）。

坎離兌震（☵☲☱☳）、巽乾坤艮（☴☰☷☶）。此八門方位（八方為八門），乃為陰陽顛倒之理，周而復始，隨其所行。

總之，這四正四隅，不可不知，它是對應人身上之穴位，即命門穴為子、為北；祖竅穴為午、為南；夾脊穴為卯、為東；膻中穴為酉、為西。

寅申己亥，為手足的勞宮穴與湧泉穴相結合而產生採挒 之勁，即西北與東南之隅角；辰戌丑未，為肩胯和肘膝，即肩井穴和環跳穴結合成靠勁；而曲池穴與陰、陽陵泉結合成肘勁，即東北和西南之隅角。

所以說，掤捋擠按是四正手。採挒 肘靠是四隅之手，得門位之封，以身分布，五行在意，支撐八面。

五行：進步水，退步火，左顧木，右盼金，定之中央為土。故，進退為水火之步，顧盼為金木之步，以中土為樞紐、為軸，懷抱八卦，腳踩五行，手步八五，其數十三出於自然，十三勢因此而得名（又叫八門五步）。對八門五步用功之法，須知八卦五行是人生固有之良知，須知道「知覺運動」四字之本由。

　　「知覺運動」得之以後方能「懂勁」。而由「懂勁」之後，便自然上升到「神明」階段。「知覺運動」雖屬固有之良知，但也很難得到。

　　人生降世之初，目能視，耳能聽，鼻能聞，口能食，及顏色，聲音，香臭，五味皆屬天然知覺固有之良知。其手舞足蹈與四肢之本能則乃天然運動之良能。此乃人人所有之本能。

　　但由於個性相近、習相遠而漸漸違反固有。而要想歸還我之固有，非乃武無以尋運動之根由，非由文而無以得知覺之本。

　　經由運動而得知覺，因運而知動，因動而知覺。不運不覺，不動不知。運極則為動覺，有感則為知動。知者易，運覺者難。先求自己知覺運動得之於身而自能知人。若先求知人，唯恐有失本身。此理不可不知。如此演習日久，懂勁之理自會上身。

　　要懂勁，須知陰陽，即由懂勁上升神明。而後「修煉」身中之陰七十二穴無時不然。陽得其陰，水火既濟，乾坤交泰，性命葆真。若能如此，遇爾變化，自然及渠成之妙。形著明於不勞動覺，功至此時，可為往復自如無須有心之運用耳。

　　打太極拳以求懂勁為重，欲要懂勁先明陰陽變化之理，即陰不離陽，陽不離陰，陰陽顛倒，陰陽相濟，方為懂勁。

　　陰陽顛倒者，即陽乾天日火離放出發對開臣肉用籠身武立命，方呼上進隅；陰堃（坤）地月水坎卷入蓄待合君骨體理心文盡性，圓吸下退正。

　　這即所謂「調坎填離」陰陽顛倒之理，水火二字詳

之則又明，如火炎上，水潤下者，能使火在下，而用水在上，則為顛倒，然非有法治之則不能獲得。

譬如水入鼎內而治火之上，鼎中之水得火似燃之，不但水不能下潤，藉火氣水必有溫時，火雖炎上得鼎以隔之，是為有極之地。

不使炎上，炎火無止息，亦不使潤下之水滲漏，此所謂「水火既濟」之理，亦即顛倒之理。

若使任其火炎上來，潤下必至水火分為二，則成「火水未濟」，故分之為二，合之為一，也可說一而二，二而一，此二而一之一即等於三，天地人時利和之理，也是符合客觀規律的，否則是立足不住的。

所以說，明此陰陽顛倒之理；方可言道，知其道不可須臾離之，則可與言能以入弘道，知道不遠，人則可與言天地同體。上天下地人在其中，苟能參天察地與日月合，明與五岳四瀆華朽，分四時之差錯；行與草木並枯榮，明鬼神之吉凶，知人事興衰，則可言乾坤為一大天地，人為一小天地。

比如人之身心，致知格物於天地之知能，則可言人之良，知良能若思，不失固有，功用浩然。正氣直養而無害，反本還原悠久而無疆。

所謂人身生成一天地者，天也，地也，命也，人也，虛靈也，神明也。若不明此理，擬虧天地是不可能的，然非盡性立命，窮神運化，是不易達到高深境界的。

錦一段　七星歸位

歌曰：

> 北斗七星紫微輔，
> 寒夜迷路能識途；
> 人體七星身軀護，
> 頭肩肘手胯膝足。

「七星」者，頭、肩、肘、手、胯、膝、足。意念只要分別想到上述七個部位，就會自然產生相應的八種步法，故此謂之「七星歸位」。其行動程序如下：

預備式：

面向正南，並腳站立，兩臂自然下垂，掌心貼近骻骨外側，手中指的指尖緊貼風市穴。頭頂正直，舌抵上腭　，兩眼平視。體重平均落在兩腳，摒除雜念，有虛、靜、鬆、空之感（圖1）。

頭（首）星：

按預備式。鬆右肩，墜右肘，右手便自動抬起，右掌直立當胸，掌心向左，手的中指指尖與鼻尖對齊，意想右手的中指指尖找人中穴，人中穴找中指尖；鬆左肩，墜左肘，左手自然抬起，並使手心貼於肚臍上（圖2）。

隨之，意想頭之後頂（百會穴後面）向上頂起，兩足跟有離地之感，隨即使眼睛向右前看，緊接著向正前方看，再轉向左前方看。此時左腿便自然向左前方邁出

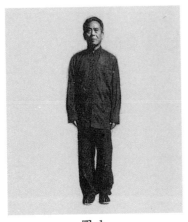 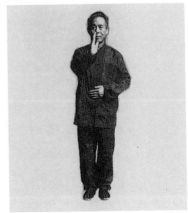

圖 1　　　　　　　　　　　　圖 2

一步，右腿跟著也進一步，與左足形成並步。在並步過程中，右足需含有向下踩地之意念和踩不到實地的感覺。與此同時，左手握拳，置於左肋，拳眼向左，拳面向前，往左前方伸出，並使拳眼轉為朝天，而右手掌心則貼近左臂彎處（圖3）。

　　繼之，意想後頂往左拳眼裡面栽入。身體便自然前傾，重心落在左腿，右足即朝右後方撤退，隨之左足向下蹬地，並借此一蹬之勢的反作用力，身體則非常輕靈地往後移動，似有飛騰之感。兩足最後成併步站穩，體重平均落在兩腿。在左足蹬地之同時，兩臂往左右展開，向後畫弧，緊接著向前合掌當胸，意想兩手心（勞宮穴）相貼，面向正南（圖4、5、6）。

肩　星：

　　接上式。意想右肩井穴與左胯的環跳穴相合，合上

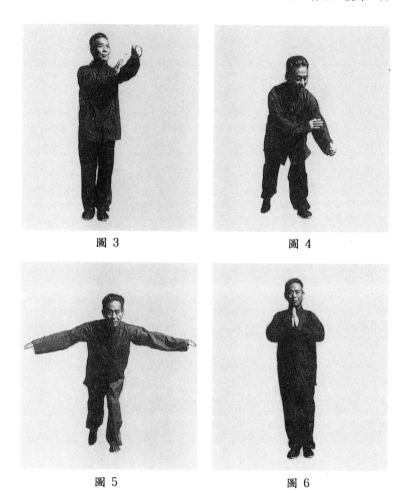

圖 3　　　　　　　　　圖 4

圖 5　　　　　　　　　圖 6

之後又意想分開，並想像從上空下來一把飛抓，抓住自己的右肩，並將全身提到上空似的。

　　這時左手便會自動向前上方抬起，臂微屈，掌心向後，使拇指與鼻尖前後對齊。右手同時輕輕抬起，以手中指指尖搭在左臂彎處，掌心向下前方，與此同時，右

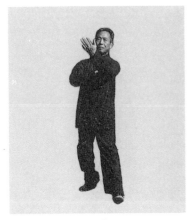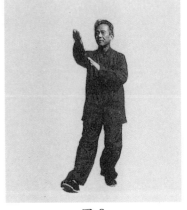

圖 7　　　　　　　　　　圖 8

腿微屈，上體下蹲（右膝蓋尖不許超過足尖），重心移至右腿，尾骶骨與右足跟上下對正。左腿自然向左前方伸出，使足跟點地，足尖翹起，兩腿形成坐步式。兩眼順左手拇指上方向前平遠視（圖7）。

然後，左肩井與右胯一合，再一開，想像左肩井被上空下來的飛抓抓住，有把身子提到空中而後墜落之感。與此同時，重心移於左腿，左膝微屈，左膝蓋尖與左足尖上下對正，右腿向右前方伸出，足跟點地，足尖翹起。抬起右手，臂微屈，手心朝後，使拇指與鼻尖前後對齊。同時抬起左手，使手中指指尖搭在右臂彎處，兩眼順右手拇指上方往前平遠視（圖8）。

肘　星：

接上式。左臂微屈，意想左肘下沉，左掌心貼近左肋，指尖前指。右臂向前伸直，四指併攏向前，拇指尖

朝天，掌心向左。與此同時，左腿微屈，上體略蹲，右
腿屈膝上提，收回右足，足尖虛沾地面，兩腿形成虛步
式。面向正南，兩眼向前平視（圖9）。

　隨之，意想右肘尖朝向正西，尾骶　骨緊隨右肘移
動，右足也自然向右前方邁進一步，隨之屈膝略蹲，重
心寄於右腿。左足隨之移至右足之前方並屈膝上提，以
足尖虛沾地面。與此同時，右臂微屈，右肘含有沉墜之
意，使手心靠近右肋。左臂前伸，四指併攏向前，拇指
朝天，掌心向右。面向正東，兩眼向前平遠視（圖10）。

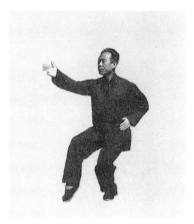 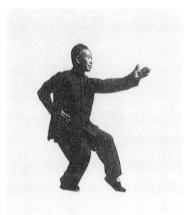

圖 9　　　　　　　　　　圖 10

手　星：

　接上式。意想左手手背（外勞宮穴）向左前方欲追
貼一物，而帶動身子前進，左足自然地也前進一步，右
足在後也被帶進半步，重心在左腿，兩腿形成左弓步式

。與此同時，右手前伸，以手心扶在左手脈門處，同時
意想右手心（內勞宮穴）與左足心（湧泉穴）相合（圖
11），眼神平遠視前方。

　　然後，意想右手手背向右前方一貼，使身子自然前
進，右足隨之向前邁出一步，並使右膝鬆力前拱，左足
亦緊跟進半步，重心移至右腿，兩腿形成右弓步式。同
時左手手心扶在右脈門處，面向正東，眼神平遠視前方
（圖12）。

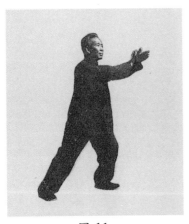　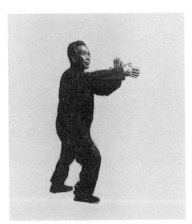

圖 11　　　　　　　　　　圖 12

胯　星：

　　接上式。意想右胯環跳穴往右足湧泉穴上落，右腿
屈膝略蹲，重心寄於右腿。左腿隨著移向右腿之左側並
伸直之，使兩腿形成撲步式。與此同時，右臂屈曲，右
手手心向下，虎口靠近右肩，左臂伸直，使手心向下與

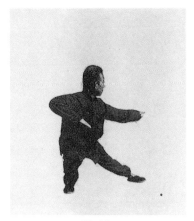
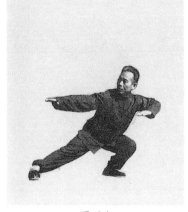

圖 13　　　　　　　　　　圖 14

左足外踝骨成上下垂直。眼神順左臂上方平遠視（圖13
）。

　　然後，意想左胯往左足上落，左腿屈膝下蹲，重心
移於左腿，右腿伸直，兩腿形成撲步式。左臂屈曲，使
左手手心向下，虎口靠近左肩，右臂伸直，手心向下與
右外踝骨成上下垂直。眼神順右臂上方平遠視（圖14）。

膝　星：

　　接上式。意想把左膝提起來，重心移於右腿，右腿
單腿支撐整個身體（獨立步）。左膝高提，足掌垂懸不
落。與此同時，左右兩手均以拇指屈靠手心，其餘四指
併攏，左掌隨即由右肘下邊迅速向前穿出，左臂伸直，
掌心向右，右臂屈曲，右手心靠於右肋，眼神平視前方
（圖15）。

　　然後，意想把右膝提起，左足自然前進一步，左腿

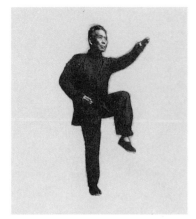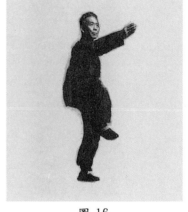

圖 15   圖 16

單腿支撐體重，右足屈膝高提而垂懸不落。同時，右臂直前伸，掌心向左，虎口朝天，左臂屈曲，使手心靠近左肋，眼神仍平視前方（圖16）。

隨之，右足向前落進一步，單腿支撐體重，左足隨即屈膝上提而垂懸不落。左臂直前伸，掌心向左，虎口朝天。右掌屈臂撤回，手心靠於右肋，眼神平視前方（圖17）。

足　星：

接上式。當右腿獨立，左掌前穿時，使垂懸著的左足向內（即右方）扣落，落地後使左足尖與右足尖左右相對，相距約十公分，兩足成「八」字形，同時，讓兩膝之內側互相貼緊，意想兩胯往左右兩足後跟上沉落。與此同時，兩臂同時屈曲使左手手心扶在右臂彎的曲池穴上，使右手手背（外勞宮穴）貼近左臂彎的少海穴，

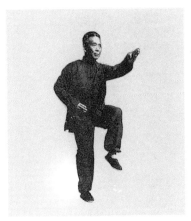

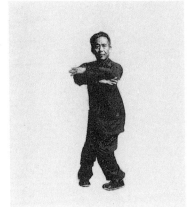

圖 17　　　　　　　　　　圖 18

　　兩臂成屈曲狀置於胸前成水平。面向西南，有空胸緊背
之感（圖 18）。

　　然後，意想右足向外（即右方）擺步，使兩足成九
十度角，體重作三七開分落於兩腳成三七開步（也稱馬
襠步）：左膝蓋尖與左足尖上下相齊，支撐體重百分之
七十；右膝蓋尖與右足內外踝骨上下相齊，支撐體重百
分之三十。與此同時，右手臂內旋，使手之虎口朝向地
面與右腿平行，左臂屈曲並使左小臂橫平於胸前，左手
虎口朝天置於右肘之下，靠近右肋。眼神注視右手虎口
（圖 19）。

　　再將左足向裡扣步，使兩足形成「八」字，兩足足
尖相距約十公分，兩膝內側相貼，兩胯往兩足足跟下坐
。兩臂同時屈曲，使左肘與右手手心相貼，左手手背緊
貼右肘。面向東北，有空胸緊背之感（圖 20）。

　　隨之，將右足往右外擺步，兩足成九十度角（三七

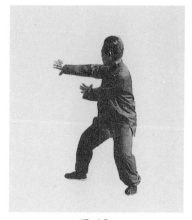
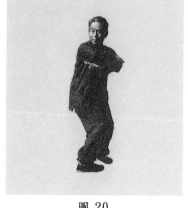

圖 19　　　　　　　　　圖 20

開步）。向右轉腰，右臂內旋並向外展開與右腿平行，
右手虎口朝向地面，左手臂屈曲平置於胸前，左手虎口
靠右肘下邊。面向西南方，眼神注視右手虎口（圖 21）。

收　式：

接上式。高提右腳，腳尖外擺，向下扁踩，體重移
於右腿。左膝蓋貼近右腿膕窩處，左腳跟揚起，足尖虛
沾地面，兩腳形成歇步式。同時兩手當胸合掌，手心相
貼，面向西南方（圖 22）。

然後重心移於左腿，隨之屈膝略蹲，收回右腳使與
左腳靠攏成併步。同時兩掌的拇指與拇指相觸，中指尖
與中指尖相觸，食指尖與食指尖相觸，而眼神則注視食
指尖相觸處之縫隙（圖 23）。

最後，身體立直，鬆肩墜肘，兩手自然手分開落於
身之兩側，直臂，手心貼近大腿外側，眼神向前平遠視

（圖 24）。

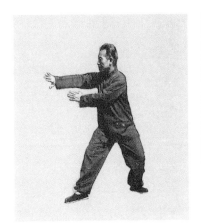

圖 21

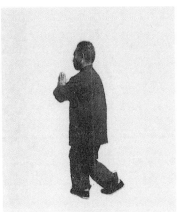

圖 22

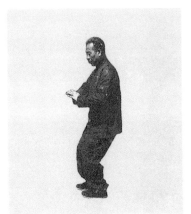

圖 23

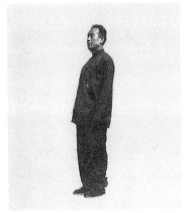

圖 24

　　「七星歸位」原名「七星八步」，即頭星以自然步
；肩星以坐步；肘星以虛步；手星以弓箭步；胯星以撲
步；膝星以獨立步；足星以扣擺步；收式以歇步。這八
種步法乃是七星之歸宿的位置所在。每個星宿都有其不
同之體用效應，循軌久練，自見其效。

錦二段　日月增輝

歌曰：

乾坤日月放光輝，
氣血精準萬物迫；
人體日月應竅位，
囟門開合練真髓。

錦二段中所有動作對人體內各部機能均有很大的促進作用，並能起到「拳禪一如」的莫大效益，是操練「形氣神」之妙法。而在技擊上則充分內涵了內家拳之技擊特點，側重於氣功學中「內向」性的意識活動，稱為「道心」、「清靜心」。如能演練純熟，最終可以進入認識或獲得「真意」之境界，於發勁之際便能自然出現一種高水平之手法。行動程序如下：

起　式：

接「七星歸位」之收式（圖 25）。面向西南，先將重心後移置於兩腿，再以兩腳掌為軸，向左轉身九十度，成馬步，合掌當胸面向東南（圖 26）。

兩手由小指開始，繼而無名指、中指、食指、拇指依次逐遞分開，使兩手向左右隨分隨落，最後是手心亦隨之而落。兩臂自然舒直。置於大腿兩側偏前一些的地方，繼而兩腿慢慢立直（圖 27）。

此時感覺周身鬆靜舒適，無前俯後仰之弊。

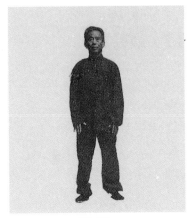

圖 25

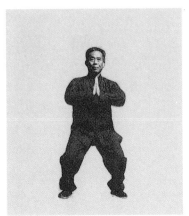

圖 26

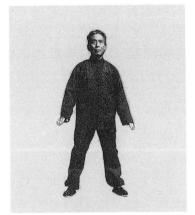

圖 27

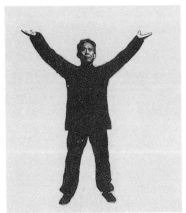

圖 28

第一節　起踵托天：

　　接起式，意想兩手之合谷穴，兩手心即自動往外盡量翻轉，使手心向上，兩手臂便由身體兩側緩緩上舉。

意想肚臍，兩手上舉高於肚臍；意想肩井，兩手上舉亦高於肩井；意想太陽穴，兩手則高舉過太陽穴。

這時手臂成斜上舉之勢，手指往外伸展，意想兩手心向上托天，兩腳足跟會自然離地抬起。身體有上拔之感，眼神往前上方仰視（圖28）。

而意在鼻尖，覺得懸在空中之太陽（或月亮）離自己越來越近，呼吸亦變得越來越深緩，氣息徐徐。如此呼吸七次之後，意想尾骶骨後移，兩足跟便自行著地，兩臂亦自動向前合抱至兩手中指指肚互相接觸（圖29）。

兩手中指指肚一當相觸，即便分開至兩中指指尖與兩眼的瞳仁前後對齊（圖30）。

繼之，意想兩手手心似有兩道光柱朝膻中穴（兩乳之正中間）慢慢地射入。隨之兩手平行下移，在距膻中穴前面約十公分處稍停（圖31）。

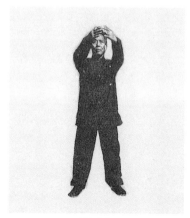

圖 29

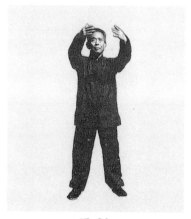

圖 30

待膻中有熱感之後，兩手再順前胸慢慢地往下移動，把熱感一直送入丹田，身體亦慢慢隨之下蹲。兩手下移到小腹時，意想兩手手指依從小手指到大拇指之順序，將五指逐遞分開，兩手臂自然墜落於大腿兩側。與此同時，兩腿自行立直，面向東南（圖32）。此式反覆做三遍。

第二節　單手按頂：

接上式。左手手心向外翻轉，手臂伸直，在身體左側慢慢上舉，手心向上，以目送之，同時使手臂有攪水之感。左手舉過頭頂之後，使手心朝下對準百會穴，掌心與百會穴之距離約三橫指（圖33）。

當感覺到百會穴有熱感時，目視右手心向外翻轉，手臂自身體右側慢慢上舉過頭頂，使右掌心對準左掌背，且兩掌相距三橫指成上下相迭之狀。並意想右手心熱

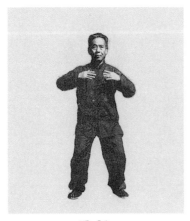

圖 31

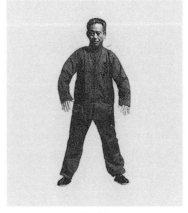

圖 32

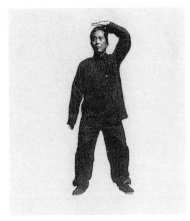

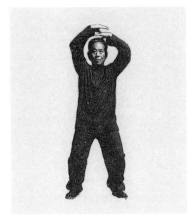

圖 33　　　　　　　　　　圖 34

量穿透左手掌，接通兩手手心之熱量後直射入百會穴。
待百會穴有熱感時，兩手姿勢不變，位置不移，頭則向
後移，使囟門穴對準手心（圖34）。

　　再待囟門穴有熱感時，兩手仍不動，而頭再向後移
至兩手掌剛好能原勢下壓的位置，然後使兩掌自面前慢
慢下壓，身體亦就下壓之勢緩緩下蹲。當兩手下壓至左
手的拇指摸著肚臍的時候（圖 35），使左手手心按於肚
臍上，並意想肚臍，感到肚臍發熱後，再將右手手心和
左手手背相對，兩手距離為三橫指，待右手心熱感透過
左手掌而達於肚臍時，肚臍即往後退縮至離左手心約三
橫指處（圖36）。

　　然後，兩手自腰部往左右分開而下移（圖 37），兩
腿隨之以蹬勁立直。

　　當兩手下移賴兩腿之蹬勁還需使有挫臂之意，兩手
。最後，身體直立，面向東南方。本式如單練時可做收

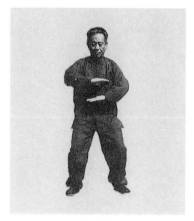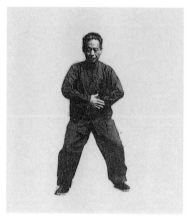

圖 35　　　　　　　　　圖 36

式，如果接著練習下式的話，則無需立身，按（圖 37）
所示姿勢延練下去。此式反覆做三遍。

第三節　天機開放，手撥陰陵：

按（圖37）所示姿勢，以兩手手心貼著兩膝蓋內側
（陰陵泉），兩手盡力向外撐，而陰陵泉只取微微貼住
手心之意。上身直立，兩腿彎曲，圓襠坐胯（圖38）。

繼之使兩掌外滑，以手心貼住兩膝蓋外側（陽陵泉
），兩手盡力合抱兩膝，用意端起整個身體（圖 39）。

接著，以兩手心貼往兩膝蓋（燒餅蓋），而兩膝側
向後躲閃，使手心不能與之相觸。於躲閃之瞬間，兩膝
蓋立即向前回追手心，手心則躲開膝蓋，並借此悠蕩之
力悠起，兩臂伸直拉起呈水平狀，手心向下，四指併攏
朝前指，拇指與食指相平，虎口撐圓托天，身體保持下
蹲姿態（圖 40）。

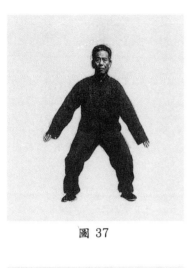

圖 37

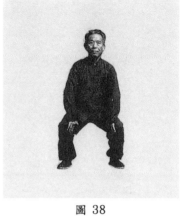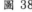

圖 38

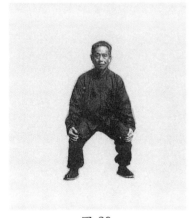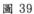

圖 39

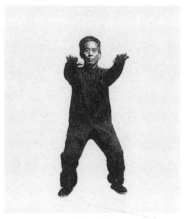

圖 40

　　意想手心，兩臂立即平伸外展於身體兩側，與上身成「十」字狀（圖 41）。意想右肩井穴找左環跳穴，左肩井穴找右環跳穴，不露外形（內動）。意想手背，兩臂向前慢慢合抱，似在抱一棵幾人合抱不過的大樹

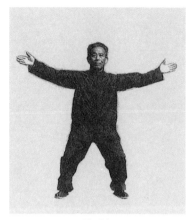

圖 41

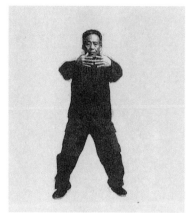

圖 42

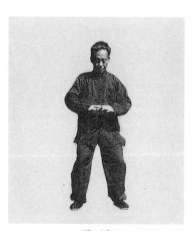

圖 43

（圖 42）。

　　然後，兩手中指相接觸，目注中指，食指相接；目
視食指，拇指相接；目視拇指，兩手虎口相對成圓，並
移至胸前，目視鼻尖，意想鼻尖放在此圓之中，並有一

白色圓球自圓中向地上掉落（圖43）。

　　身體隨之下蹲，使兩肘放落在兩大腿上面（圖 44
）。隨即稍微長腰，意想以兩手之圓把掉落地上的白球
吸起一點。然後兩手的中指分開，繼而食指分開，最後
拇指分開，身體則隨之慢慢立直，兩腿似有充足氣之感
，面向東南方（圖45）。此式反覆做三遍。

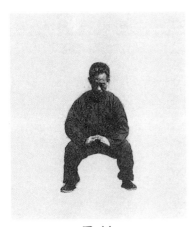　　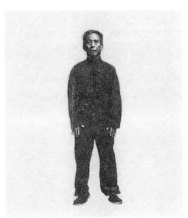

圖 44　　　　　　　　　圖 45

收　式：

　　兩手中指相接，拇指相接，形成一個圈置於肚臍上
。兩手虎口張開，再以食指相接，使相對成圓，置肚臍
於圓中（此謂「三環套月」）。意想肚臍向前與兩手虎口
之圓處在同一平面（圖46）。

　　三環在同一平面，氣自鼓蕩，神亦內斂，需待氣息
慢慢平穩後，才使兩肘之少海穴貼著兩肋之章門穴。兩

手心離開腰部，再以兩手中指之中衝穴摸小腹兩下角之氣衝穴。繼之以兩手心摸氣衝穴。（圖47）。

　　隨後兩手自然垂落於身體兩側，並意想左腰子找右腰子，右腰子找左腰子，而通過腰子的運動帶動身體左右轉動，可達忘我之境界。待身體轉到正面向正南時乃立身站定，便有著大夢方醒之感。

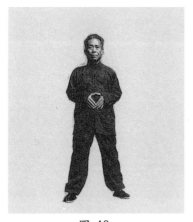

圖 46

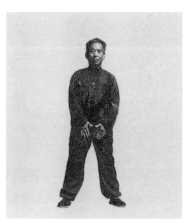

圖 47

　　錦二段之動作分為三節，每一節都有其獨到之處：

　　第一節之特點，主要是採太陰太陽之氣以強身，其開始的第一、二個姿勢，即能治療便秘，又可治療腹瀉；

　　第二節之特點主要對血液循環系統之疾病，療效比較顯著，如對高、低血壓病；

　　第三節之特點主要是「開天門」，即所謂「天機開放」，對炁機暢通大有助益，達到健康長壽之目的。

錦三段　錦囊取寶

　　本段包括八法、八樁、五行（五行手法和五行步法）、十三丹（仿生十三形，即以十三個式子煉丹田之炁）。

　　本段主活動丹田之炁，是以致中和之氣，遁不偏不倚中庸之道，更以「知止」為重。

　　凡事有本末，事有始終，知所先後則近道矣。知止而後能定，而後能靜，靜而後能安，安而後能慮，慮而後能得。致知在格物，物格而後知致，知致而意誠，意誠而後心正，心正而後身修。而修身之法須知陰陽，陰不離陽，陽不離陰，陰陽相濟方能稱心如意。動靜虛實要辨得清、認得明。接待事物要有剛有柔，剛柔相濟，方無滯病，成事才圓通。

　　本段功法之內容，豐富多彩，有動有靜，動靜相兼；有剛有柔，剛柔相濟；靜中觸動動猶靜，動極返靜靜生動；有虛有實，虛實分清，虛可變實，實可變虛，虛中有實，實中有虛，虛虛實實，實實虛虛。變化多端，令人莫測。動之則分，靜之則合，此乃陰陽變化之理，亦即對立統一，唯物辨證之法。

　　由此可見，上述本功法之「虛靈生變化」的道理，對人的身心修養和品質道德修養均有助益。病患者能以此治療；無病者能以此強身，防止病邪侵襲，達到益壽延年之效果。

　　「錦囊取寶」共分五節，分述如下：

第一節　八　法

　　所謂「八法」，是根據太極拳中八種手法（也是八種勁別）作為功法之訓練手段。拳譜上常見「太極十三勢」之說，若把十三勢理解為十三個姿勢，這是不夠正確的。實際上，太極勢是十三種方法，即掤、挒、擠、按、採、挒、肘、靠、進、退、顧、盼、定。而前八個字為八種手法，後五個字為五種步法，俗稱「八門五步」，或稱「八卦五行」。所謂「懷抱八卦」亦是指的這八種手法。這八種手法與「文王八卦方位圖」有嚴格的四正四隅關係。

　　由於八卦方位不同，卦象亦有所變化，便又產生了八樁之動靜、虛實、陰陽互變等功法之訓練方式。

　　太極拳屬內家拳種，八卦方位與人體對應各有其竅，而每竅在人體經絡臟腑中又各有其位。因此，本法的練功，必須以意引氣，按竅運身，意到氣到，氣到勁到，此為內功之要義。實踐證明，久練得道者，不但在技擊上運用自如，在保健上更能得到防疾祛病之奇效。八法習操順序如下：

【預備式】

　　兩腳並齊，自然直立，兩臂下垂，使手心貼近大腿兩側，兩眼平視前方。全身肌肉、關節均放鬆：由上肢的食指梢節起，想像關節拉開，然後依次想像上肢各關節以至肩關節一節節拉開。

　　繼之想下肢，由足大趾起往上逐節拉開，直至胯關節。之後再想脊柱，先由尾骶骨想起，想下節往下墜，上節往上提，如此一節一節往上想，直到大椎，最後意

想第七頸椎乃至百會穴。

　　兩眼平視，下頦微向內收。這就是拳譜中所說的「尾閭中正神貫頂，滿身輕利頂頭懸」。

　　預備式要求達到入靜，即覺得身上有搖晃感，恰似站在一艘搖擺的船上，這是氣血蕩動所至。如果沒能達到搖晃，說明思想還未專一，還留有雜念。有了搖晃感而後則要控制住它，這就在於呼吸（並非指平常的口鼻呼吸）的調理了。

　　這裡的呼吸調理即是意想命門（左腎右側和右腎左上角），一想命門，體內之橫膈膜就會自動提起，肚臍隨之向後收縮，似乎貼到命門穴上（如果一時還沒有這種感覺，可將意念停在命門上，直到有了感覺為止），這便是「吸」。

　　有了肚臍貼命門之感覺後，意想命門推一下肚臍，使肚臍離開命門回至原處，這為之「呼」。

　　如此一拉一回，一收一縮，如同拉風箱一般，感到氣往下來，直到小腹，再到會陰，到足心，到足大趾。氣到力到，此時足大趾有了力，便站穩了（圖48）。

　　這種呼吸，在拳譜上叫做「胎息」，也叫「嬰兒息」，是太極拳的基本呼吸方法。胎息三次後，呼吸便應和平常一樣順其自然。有人認為每一動要一呼一吸，這是錯誤的，有的動作，一口氣完不成反而憋氣。

　　舊式鐘錶，要先上弦，然後撥幾下鐘擺，它才開始走動。預備式如同上弦，而胎息則猶如撥擺，然後就會自動走起來。

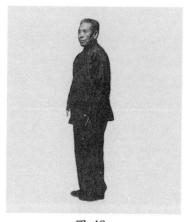
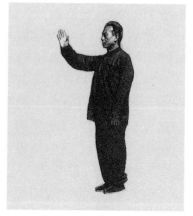

圖 48　　　　　　　　　　圖 49

【掤　手】

　　由預備式開始，右臂由下向前上方抬起，手心朝前
（圖 49），當大拇指對正鼻尖時，將手心朝後轉。

　　與此同時，左手自動抬起，並以中指指肚扶於右曲
池穴上，右腳向前邁進一步，足跟先著地，隨之足心、
足掌、足趾逐漸落地。此時意想命門穴與右環跳穴相合
，右手心便自動轉向前方。鼻尖則與右膝蓋尖和右腳尖
形成上下垂直線，而右手拇指甲與右鼻孔前後對正，左
手拇指甲對正心口窩，橫著對正右肘尖。眼看右手食指
指甲內側，重心在右腿（右腿屈膝前拱，左腿在後伸直
），兩腳形成右弓箭步（圖 50）。

　　收式：以右手心由上向前下方降落並回貼緊右膝外
側之陽陵泉穴，同時收左腳並向右腳靠攏併齊，亦使左
手手心貼緊左膝外側之陽陵泉穴。隨之，左右兩手同時
用相向之力欲將自己抱起（圖 51）。

　　稍停片刻後使兩手往後移動，以手心托住環跳穴，

存欲將自己托起來之意。最後，兩腳蹬地，身體直立，兩臂下垂，仍以手心貼著大腿兩側中指指肚貼緊風市穴。靜一靜之後收小腹，鬆胯提膝，既可以似散步式收式還原，也可以接著做掤手左式（其動作與本掤手式相同，唯姿勢相反）。

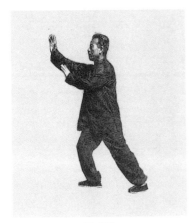
圖 50

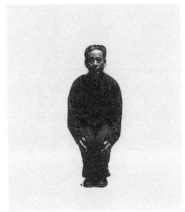
圖 51

【擠　手】

由預備式開始，以右手之食指引導，使右臂朝右前上方抬起並伸直往左前方移動，至使右手食指指肚和左眉梢前後對正。此時左腳自動向前邁進一步。隨之，左膝屈，右腿則在後伸直，重心在左腿，兩腳形成左弓箭步。

與此同時，意想右手手背之前方似有一大而重的物體牢牢地貼著之感覺。然後再想夾脊穴（脊背大椎下邊），此時，左手脈門便會隨著身子的扭轉而自動地貼於右臂的曲池穴上，兩手有如三角鐵架一般固定住，任由身體之轉動，始終保持貼緊，絲毫不鬆散，而前腳則必

須落在右手背和左手中指尖之間的正中點的地面上（圖52）。這樣才會產生一種往前衝的巨大力量，否則，擠勁便會失效。

勁的真正威力效應，正如拳譜中所說：「擠勁係十二地支裡的卯字，方位在東方，五行為甲乙木，木屬直性」，發此勁力至人身上，就好像木頭槓子杵在身上一般厲害。

收式： 左右兩手之手心向下，使之前伸展，待兩臂向前伸直後，再朝左右平行展開（圖53）。

然後兩臂放鬆自然落下，仍以手心貼著大腿兩側，右腳同時向前與左腳靠攏，身體立直，併步還原。若要接著擠手左式，其動作相同，唯姿勢相反而已。

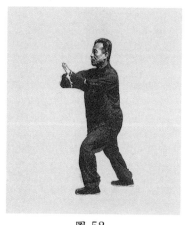

圖 52

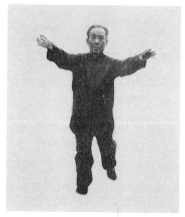

圖 53

【肘　頂】

由預備式開始，右腳向正前方邁進一步，隨之屈膝前拱，重心落在右腿。左腿在後伸直，形成右弓箭步。

與此同時，左手拇指朝天，小指向地，朝正前方伸

出並與右腳上下垂直，右臂鬆肩墜肘，右手由前向後折回，以手心與右肩井穴相合，左手中指指肚之中衝穴與右肘之曲池穴相貼，意想以右手心找右肩井穴。

最後意想頭頂之百會穴踴上天空；右足心之湧泉穴踏入地中；右肘肘尖向前穿透無阻，而兩眼則沿右肘尖之方向平視。

練習肘頂之功法時，心中應裝有三條線：頭頂心向上一條線；右腳向地下一條線；右肘向前一條線；此三條線和眼神要自覺向無限遠伸展（圖54）。

收式：本收式與掤手之收式完全相同。而肘頂之左式與右式動作相同，姿勢相反（圖55）。

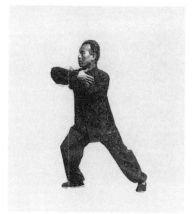 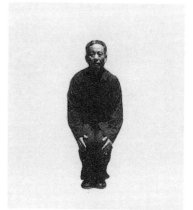

圖54　　　　　　　　　　圖55

【肩　靠】

由預備式開始，右手由下向前上方抬起與肩平，並意想右手之拇指、食指、中指、無名指、小指的指甲蓋逐遞向上托起之後，又意想右臂的腕、肘、肩之關節一一折斷脫落於地。同時，在左手向前抬起與肩平時，立

即由左向右後方落下，落至左手腕靠近右肋，使手心朝後下方，兩手虎口成遙遙相對之勢。兩眼朝身後回顧右手食指指甲，左腳自動往左橫跨半步，左肩自動轉向正前方，而意念則在腦後之玉枕穴（圖56）。

收式：兩臂、兩腿同時鬆力，身體即由右往左自然轉動（圖57），至極，又自動地回轉過來。如此反覆地轉至身體自然直立為止。在此直立之際，意象自己在水中潛泳一陣後冒出水面，身上掛滿水珠一般。左式與右式動作相同，姿勢相反。

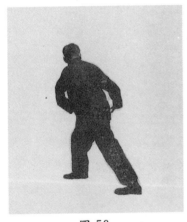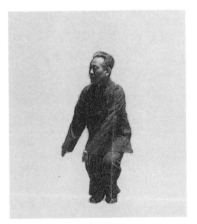

圖 56　　　　　　　圖 57

【捋　手】

由預備式開始，以左手食指指肚觸摸右眉梢、右眉攢，兩眼注視左手之食指指肚，這時，手眼之距離便自然拉開。繼之，左手食指指肚轉向外，以食指指甲蓋對正左眉攢到左眉梢，眼神轉到左食指指甲上。

與此同時，右手自動抬起，使右手中指和左手拇指相平，兩手間隔一掌寬。右腳朝後方撤退一大步，左腿

屈膝，右腿伸直，重心落於左腿，兩腳成左弓箭步（圖58）。

收式：動作與肩靠之收式動作、姿勢完全一樣。

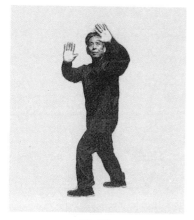

圖 58

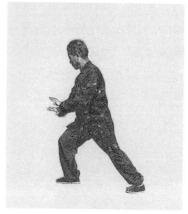

圖 59

【按　手】

由預備式開始，右手朝前方抬起，拇指和兩乳中間之膻中穴相平。左手也隨之抬起，拇指和肚臍相平。兩手隨同身子之左轉而轉向左方，並分落在左腳的兩側，手心均朝下。

與此同時，左腳朝左後方撤退一大步，右腿屈膝，左腿伸直，兩腳形成右弓箭步，重心落在右腿。兩眼順右食指尖內側往下注視，意欲入地三尺（圖59）。

收式：動作、姿勢亦與挒手之收式全一樣。

【採　手】

由預備式開始，左腳向後撤退半步，腳尖外擺，屈膝略蹲，膝蓋尖與腳尖上下成垂直線。右膝蓋之內外邊沿與腳腕之內外踝骨相對成上下垂直線。右臂鬆肩墜肘

，手指尖朝天，大拇指則與鼻尖前後對正，中指尖與肘尖成上下垂直。左手的虎口貼於右曲池穴處。兩眼順左手食、中指的縫隙往下注視，意欲入地三尺（圖 60）。

收式：兩臂鬆力自然下垂，手心仍回貼大腿兩側，同時收回左腳併攏。採手之左式與右式動作相同，姿勢相反。

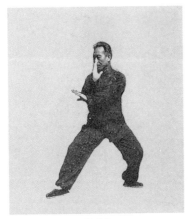 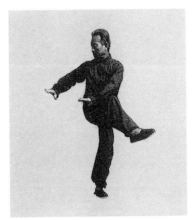

圖 60　　　　　　　　　圖 61

【捌　　手】

由預備式開始，左手在身前自左向右平移至極點時拇指靠於右肋。右手亦隨之向右上方抬起到極限而後向左向下落回原位，不停，繼續往右移至身之右側，使兩手虎口相對（手心向下）。

右腳在兩手下落之同時蹬地提起並移置身前左側，膝與胯平面垂懸不落。左腳單腿支撐體重。眼神注視右手食指指尖（圖 61）。

收式：兩臂鬆力，自然下垂，兩手心仍貼於大腿兩側。同時右腳也鬆力下落與左腳靠攏併步還原。捌手左

式與右式動作相同，姿勢相反。

【上　捯】

由預備式開始，意想右肩井穴和左環跳穴合，重心
自動移至左腿，身體也隨著略微下蹲。再意想右曲池穴
與左陽陵泉穴成上下垂直線，右臂微屈，手心朝天。同
時左臂亦微屈，並使手心扶在右臂彎處。眼神注視右手
食指肚。左腳向下蹬地，直到蹬不上勁為止。右腳下蹲
，並借此下蹲之勢自動向前邁進一步。右膝微屈，左腿
伸直，兩腳形成右弓箭步，重心落在右腿（圖 62）。

在操練本式之中，手心向上時意要放在腳上，不要
忽視這一點。

【下　捯】

接上動，將右手手心翻轉向下。同時，左腳向前邁
進一步，並意想右手心往左腳心上按一下（邁步和按手
在時間上要求做到配合協調一致，才能發出一種向下的
捯　勁）左臂自然下垂（圖 63）。

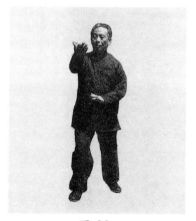 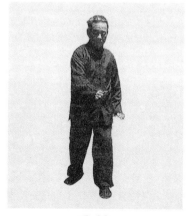

圖 62　　　　　　　　　圖 63

左式與右式動作相同，姿勢相反。

上捌、下捌之收式均取虛步向實步靠攏成併步。同時左右兩手的拇指與拇指、食指與食指、中指與中指相互接觸，兩臂環屈，使兩手之食指指尖往回收至鼻尖下約三十公分處。兩眼注視食指尖。兩腿逐漸立直，眼神移向前方平遠視。隨之鬆肩墜肘，兩臂自然下垂使兩手心仍貼於大腿兩側。

最後，收腹、鬆胯、提膝，輕鬆自然的散步。

上述是「八法」的操練方法和要領。它不僅在健身方面符合醫理，而且在技擊上符合力學原理。

第二節　八　椿

「八椿」，是根據人的本身真氣運行之竅位，結合易理而設之椿功。易經上說：「觀變於陰陽而立卦，發揮於剛柔而生爻，和順於道德而理於義，窮理盡性以至於命」。故古人作易是以三極之理（極者，樞紐也，恰到好處是也）：「與天合則健，與地合則順，與人合則通，」即是以「三才」相合之道理為依據的。「三才生萬物」，則「三才」為萬物之母。

以人之本身而言，三才為精、氣、神，其中還包括身體之上、中、下三節和四正四隅之方位，以及體內的八個重要對應竅位。所以，欲求內外相合，強身祛病，益壽延年，需練八椿以穩根基。

八椿之操練程序如下：

【乾　椿】

乾椿的卦象為（☰）乾三連，方位為隅西北，五行屬金，竅位在人身中，是性宮與肺俞兩個穴道，屬太陽

經。練此功法，先以意守性宮（左乳房內上角），稍微一停即意移肺俞穴，再到命門穴，而後到湧泉穴。在走以上意念之時取併腳站立式（圖64）。

接著，鬆肩墜肘，兩手自然抬起至兩手中指指尖與太陽穴相齊（圖65）。繼而意想兩手背外勞宮穴和兩肩井穴前後對正（圖66）。

此時會覺得手心有蠕動感，意會便轉想從兩手手心裡面各長出一手，手心裡面各有一隻眼睛，從這兩個眼睛裡又各長出一隻手，手心裡仍有眼睛，再從眼裡長出手，手裡又帶有眼。如此意想之後，就等於從原來的兩手各長出三隻都帶眼睛的手來。

隨之，又意想從自己的兩眼裡各長出一隻手來，手裡長有眼睛，再由眼睛裡長出手，手心中長眼睛，眼睛裡再長出手，手裡又帶有眼。如此意想之後，等於從自己兩眼中各生出三隻都帶有眼睛的手。隨後意念又轉移到兩手，如前所想，手中長手如此三次，那麼前後相合

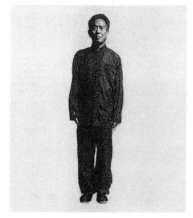

圖64

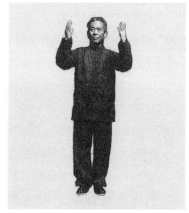

圖65

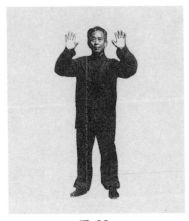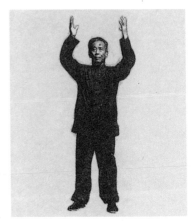

圖 66   圖 67

，從自己的兩手已經各長出六隻手來了。而後意念又轉
到眼睛上，用意如前所想眼中長手如此三次，那麼前後
兩次相合，從自己的兩眼中已各長出六隻手來了。

從手中長手，從眼中長手均如前反覆意想三次。這
樣從自己之兩手和兩眼就各長出九隻帶眼的「意念手」
來了，猶如神話故事《東遊記》中的「千里眼」楊任（
戩）。繼之，意想兩手之掌根與頭維穴左右對正，之後
，意念轉移到兩手中指指尖直插入天空，同時想像百會
穴亦升到天空，身體便有懸起之感，雙腳似要離地（圖
67）。

此後，兩手中指一橫，並相互接觸於頭頂（圖 68
），隨之使兩手食指、中指、無名指和小指之指甲蓋相
貼，繼使兩手手背相貼並往下伸，含有將地穿透之意（
圖 69）。兩手下穿之後，再將兩手拇指指甲貼在一起，
然後兩手分別往後一扒（圖 70），使之有扒地之感覺。

與此同時，使腦子裡產生一種幻覺——眼前的地面

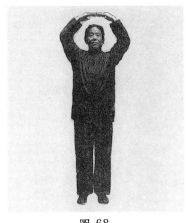

圖 68

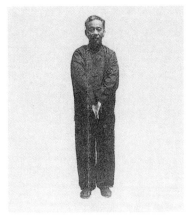

圖 69

出現一條大裂縫，在這一瞬間，自己順勢唰的一下就往縫裡下去了。這個時候，自己會感到前胸和後背特別舒暢。此動作俗名叫「土行孫」。

「楊任」和「土行孫」，乃是乾三連的兩個方面。鍛鍊這種樁功，在保健上對眼疾（如近視、青光眼以及炎症等）之治療很有助益；在技擊上可練眼神和劈、採勁，如若對方向自己推來，只要自己意念一想手指指天，隨之手指指天，眼神往前遠方一看，可把對方擊倒在地；或是對方向自己推來，自己意想扒地，也可以把對方擊出很遠。

對乾樁功之「神」效，有詩曰：

乾屬老陽體內藏，三田合一下連上；

入地嚇壞地藏王，上天驚呆君玉皇。

【坎　樁】

坎樁卦象為（☵）坎中滿，方位正北，屬水。竅位

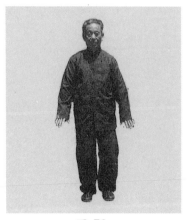 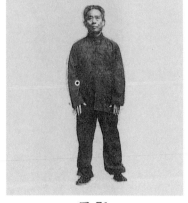

圖 70　　　　　　　　　　圖 71

在人身中，是命門穴，屬膀胱經。坎樁即乃氣功中「調坎填離」之法，練之不僅能溝通人身中的任督二脈，還可使沖、帶二脈轉動更為伶俐，做到水火既濟。

　　練此功法取站立式：兩腳開立與肩同寬，腳掌平行（圖 71）。兩臂抬起環抱於胸前並使兩虎口朝天，手心向內，兩中指指尖相觸。眼神注視手指接觸之縫隙處（圖 72）。

　　隨之在意念引導下，使兩手之中指不停地、緩慢而均勻地做觸而即分、分而即觸之動作（圖 73），然後鬆肩墜肘，如「錦一段」之收式合掌收功。

　　經久練習本樁功，能使任督二脈相通無阻，百病不生。在技擊上勁別屬「掤」，威力很大。對氣功中之周天功夫之行功會起到顯著之作用。

　　詩曰：

　　　　水容萬物水為坎，手脊偶陰胸中滿；
　　　　設爐安鼎離火燃，坎離移位循周天。

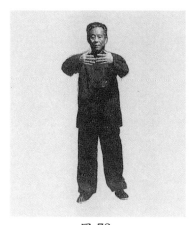
圖 72

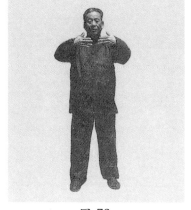
圖 73

【艮　椿】

艮椿卦象為（☶）艮復碗，方位隅東北，五行屬土。人體對應竅位是肩井穴。此椿對於健身、防身作用之大不可思議。因其屬於洗髓，亦稱做「髓化氣」。

艮椿行功取站立式。兩腳開立與肩同寬，腳掌平行，兩膝微屈，腳趾輕輕抓地。小腹內收，豎腰立頂，收縮括約肌（筋），含胸拔背，沉肘虛腋。兩臂如環抱狀，掌心向下，五指微屈（圖 74），舌舐上腭　，唇輕閉，目微合，全身鬆靜自然。上虛下實，重心落於兩腳之間，形意如同金鐘扣地。

隨之意想掌心按下水中之浮球（圖 75），有感覺後隨即意想兩肱架在雙槓之上，胯、膝、足一齊放鬆，微微下蹲（圖 76）。

繼之隨想再按水中之浮球，身體微微上起，掌心有感覺後，雙臂再次架雙槓。如此反覆九次即可收功。

收功之法是使意想全身放鬆，掌心之「球」泄氣，

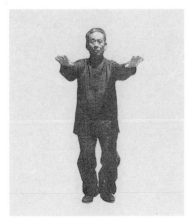　　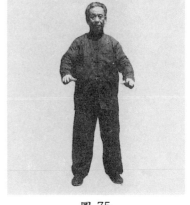

圖 74　　　　　　　　　　　　圖 75

手臂徐徐放下垂於大腿兩側。

　　本功法在保健上可以「煉髓化炁」，體現了氣功中的「三花聚頂」、「五氣朝元」的精華之所在。「三花」即精、氣、神；「五氣」乃是指心、肝、脾、肺、腎。行本功法能使這「三花」、「五氣」得之調理，從而達到性、命雙修之效果。

　　熟練此功之後，在技擊上，作用顯著，如對方向我推來，我之掌心意想按住水中浮球，便可把對方擊出；亦可將兩臂左右展開並使與肩平，用意想像如落於雙槓之上，同時胯、膝、足一齊鬆，霎時間，自身便會產生一種力不可當之勁，凡挨著吾身者，立即翻倒在地，或被摔出。

　　詩曰：

　　　　艮如覆碗應體間，又如大山勢巍然；
　　　　山崩地陷非等閒，蚍蜉撼山難煞難。

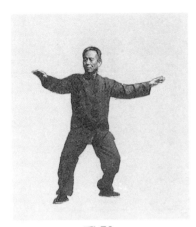
圖 76

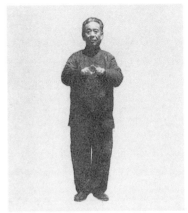
圖 77

【震 椿】

　　震椿卦象為（☳）震仰孟，方位正東，五行中屬木。木屬直性，木能生火，又能剋土。震為雷，居正東。巽為風，隅東南。二卦合之稱為「雷風恒、風雷益」。用此二椿治療肝病頗有效驗。肝為風木之臟，內臟相火，其性易動，又喜舒暢條達，部位在肋，開竅於目，主宰於筋，其病則多為風火、氣鬱之症。所以治療肝病，必以舒暢、條達氣機為要。

　　震椿姿勢亦取站立式。立正站好，使兩腳尖朝左右分開成六十度。隨之屈膝略蹲，鬆肩墜肘，兩臂自然拉起，兩手之中指指尖、無名指指尖、小指指尖、拇指指尖同時屈曲回扣手心，唯食指直伸，並相觸置於胸前（圖77）。

　　隨之上體半面右轉，重心寄於左腿。右腳自動向前邁進一步，同時使左手之虎口與右肘之少海穴相觸後相對分開，兩食指向前。眼神注視偶角前方（圖78），隨

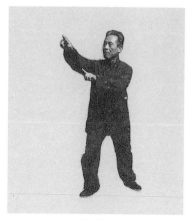

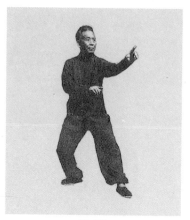

圖 78　　　　　　　　　　圖 79

之意念落在左腳上，左腳便向下蹬地，直到蹬不上勁腳
便離地之時為止，此時重心落至後腿。

　　繼之意念注於右腳則右腳蹬地，身體後移；意念注
於左腳則左腳蹬地，身體前移……如此前後移動（手勢
不變），往復九次之後，左腳向前與右腳併齊。

　　之後，上體半面左轉，重心寄於右腿，左腳自動向
前邁進一步，同時使左手從右手的下面移向前方，右手
虎口和左手之少海穴相觸後相對分開，兩食指向前。眼
神注視隅角前方（圖 79）。

　　意在右腳，右腳蹬地，身體前移；意在左腳，左腳
蹬地，身向後移。如此前後變動，往復九次之後，右腳
向前與左腳相併齊。隨之上體半面右轉……如前法，左
、右各做九次即可收功。

　　收式之法是以虛步向實步靠攏（圖 80），然後，兩
手的中指、食指、拇指之指尖相互接觸於胸前，眼神注
視食指指尖（圖 81）。意念想著鬆腳腕之關節，繼之鬆

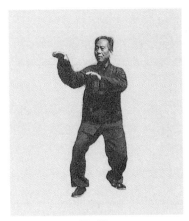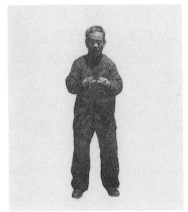

圖 80　　　　　　　　　　圖 81

膝，鬆胯，抬頭，眼神平視。隨之鬆肩，墜肘，兩手分落置於身之兩側，手心向下指尖朝前靜守三息。

之後，手腕放鬆，手心貼在股側。最後收腹，鬆胯，提膝散步數分鐘。

震椿之用法是以前足蹬地面，上體往後移動；後足蹬地，身體前移。借此順衝慣性原理，結合對方進退之勢，配合協調，用之得當，可立見功效。

詩曰：

　　震如仰盂應體間，兩足立地如根連；
　　陰陽相激雷電閃，無情雷公豈容犯。

本椿功之收式，似乎特別費心費時，在此順便提請習練者注意：無論習練什麼椿功，都必須按照指定的收式要求認真去完成它，既不能馬虎，亦不能自創自編，以防造成偏差，有礙長功有傷身體。光練椿不做收式，有如有種無收，白費功夫。這些都是前人經過許多實踐所得出的總結，千萬不要掉以輕心。

【巽　椿】

卦象為（☴）巽下斷。方位隅東南，五行中屬木。

姿勢，取站立式，兩腳隨意自然站立，意想鬆肩，墜肘，兩手自動抬起。再意想兩手手心，如按水中浮球（圖 82），保持手不離球，球不離手。同時意想兩足，逐遞抬起，並在抬腳時，好似身入太空，腳底踏上雲端。然後再想手一離球，球一離手，此時頓覺身體從太空中落回地上。兩足踏實。兩臂自然落下，兩手手心緊貼大腿兩側，此亦即收功之式。

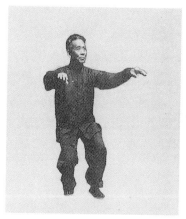

圖 82

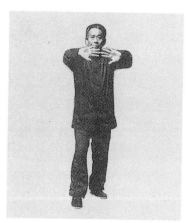

圖 83

巽之用法是，以意想像兩足離開地面，腳踩祥雲而升入太空。此時若對方撲在我身上，便會立即摔倒，或被甩出很遠。

詩曰：

巽在卦位體下陰，兩足生風踩祥雲；
任你侵犯進吾身，望風撲影形無真。

【離　椿】

卦象為（☲）離中虛。方位正南，五行屬火，竅位在人身中，是祖竅穴（也稱為天目穴，或天谷，或雲觀穴）。在氣功中，稱之為上丹田，是藏神之所。因而此椿對於養心安神，所起作用很大。對於患有高血壓、低血壓、神經衰弱等症均有相當效應。

離椿之演練法是取站立式。兩腳前後站立（或是兩腳掌平行站立），腳距與肩同寬。兩臂抬起環抱於胸前，兩手中指指尖互相接觸之後，兩臂內旋，轉成手心朝外，兩手虎口朝下，眼神注視手指相接的縫隙處（圖 83），而意念在手心。

隨之脊背向後撐勁，意念注於脊背之夾脊穴，而兩手心則自然向前撐勁。如此反覆九次即可收功。

收功之法是兩手分向左右，兩臂自落下並使兩手心先向地，後使兩手移至身前，以手中指指尖相互接觸，手心向上（圖 84）。

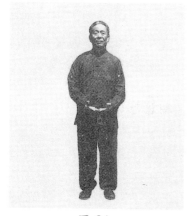

圖 84

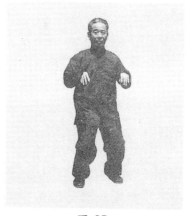

圖 85

此時意想兩手的指縫處，似有牛毛細雨不住地往下流，亦會感到全身舒服、涼快，然後再意想雨停，手自落下，此即為收功。

離椿之用法是以兩手心接觸前胸，意想脊背（即夾脊穴），眼神注視前方。此時全身便會產生一種向前衝撞之勁。此勁一觸對方，對方即被衝出很遠，或被摔倒。

詩曰：

　　火化萬物火為離，手脊奇陽胸隙隙；
　　調來坎水離火濟，陰陽相濟互相依。

【坤　椿】

坤椿卦象為（☷）坤六段。方位隅西南，五行中屬土。竅位在人身中，是丹田穴。丹田屬脾，脾臟屬土。因而練功之時，意守丹田，以意導氣，由丹田經兩肋，上達性官。以土生金，可補肺經之氣。

坤椿之演練法是取站立式。兩腳開立，腳掌平行，與肩同寬。此椿是以意念來完成的。開始姿勢為，用意想像兩手腕、兩腳腕似折斷了那樣的感覺，掌時身體就如同要癱了下來似的（圖 85）。同時覺得兩眼的瞳人相合，合上之後，復又分開似的。

上述感覺產生之後，繼之用意想像兩肘向前向上，兩膝向上，也像折斷了似的。

此時又意想兩腎相合，合上後，復又分開。繼而再用意想像兩肩、兩胯，相互抽拉，似要收縮到了一起似的，並覺得身子好像軟攤塌了下來（圖 86），同時覺得兩睪丸相合，合上後復又分開似的。

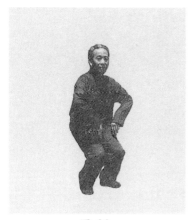

圖 86

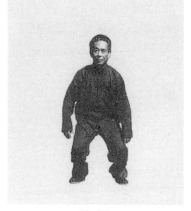

圖 87

　　接著再用意想兩手腕兩腳腕好似斷了一般，這時候把軟塌了的身子還原。按照前面的意念順序演練，反覆九次之後，即可收功。

　　收功之法是以意念想像身子有似經潛泳後浮出水面一般，先露頭頂，繼露出臉，最後露出中臍（圖 87）。至此忘意忘形，全身即感輕鬆愉快，異常舒適。一當感覺消失，即是收功。

　　坤樁卦象為坤六段，也稱「六球功法」，即身之「六球」（兩瞳人，兩腎，男子兩睪丸，女子兩乳頭）。所以說，練武術必須懂得「三節四梢」和身之「六球」之理之法，演練才能得當，進步才會迅速。

　　「坤樁」之技擊用法是以意想像身之「六球」，一分之際，身若攤泥之感。此時，若是對方實力按到我身，彼頓感落空，失去重心，而被摔倒。此謂「藤籮繞樹生，樹倒藤籮死」之理。

詩曰：

　　坤屬老陰體內長，六球體中動無常；

　　扭轉乾坤四球掌，上有兩球佐朝綱。

【兌　椿】

　　卦象為（☱）兌上缺。方位正西、五行屬金。竅位在人身上之兩乳中間的膻中穴。此椿屬於肺經。常練此椿，首先通經宣肺，對支氣管疾病、肺病具有良好療效。其次可用肺經之氣，來補腎經之氣，以金生水，亦能強身健心。

　　兌椿之演練法是取站立式。其步法隨意，只是兩臂抬起，高與肩平，兩手手心左右相對，兩手虎口朝天。用意遞想右肩井、右曲池、右勞宮。再往回想右勞宮、右曲池、右肩井（圖88）。

　　然後，再轉到左面，以意想左肩井、左曲池、左勞宮。之後又再逐一往回想（圖89）。

　　在走這些穴位的時候，意想在它們之上面二十公分處，有一股氣流，在不停地流動。就這樣用意念左右往復不停地想著，如此九遍，即可收功。

　　收功之法是用意使兩臂慢慢地分向左右，分至兩臂成一平直線時，再行自然落下。隨後再使兩手手心向上，中指指尖相觸，以意想兩手的指縫當中，好像有水在不停地流動，待此感覺消失後，兩手自然下落至原處（即身之兩側）。所謂漏盡則收，即指此意。

　　兌椿之用法是當對方用實力欲托起我臂時，我即用意一想被托之臂上邊二十公分處好似有氣體流動，並在不停上升。這樣，對方身體即不由自主地騰空拔起，失

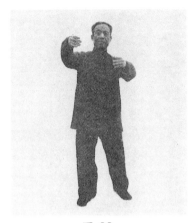 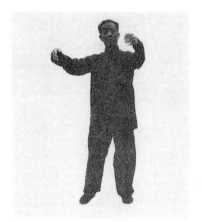

圖 88　　　　　　　　　　　圖 89

去重心，站立不穩。當此時機，若欲發招，不發則已，一發必中。乾坤戊己功法，對於技擊，視為末藝，所以兩人相抗，總以遊戰視之，使對方失重、落空，站立不穩，不可輕易發招，收之為宜。

詩曰：

> 兌在卦位體上陰，兩臂澤水滋吾身；
> 任你相欺難容忍，我行我素顯神奇。

熟練以上八樁，對促進人身的健康，能起到極為良好的作用。它能使弱者變強，病者康復。同時，對易於暴躁之人，能使其性格得到良好的改善。

第三節　五行掌

五行掌是根據五行，即金、木、水、火、土相生相剋之理，結合於人身中的臟腑，使之調理平衡，從而百病不生。在技擊上，亦以此生剋之理，而達到取勝於對方。

金——劈靠

訣曰：

　　劈靠為金經屬肺，體用兼修求真髓；
　　劈山開路障礙摧，挨幫擠靠顯神威。

　　起式：面向正南，身體直立。目視前方，兩手垂於身體兩側。左臂曲於胸前，左手虎口朝後，手心向下。右臂由下向斜上方自左臂彎處伸出，右手虎口朝前，手心向上，稍高於肩。

　　兩臂在胸前交叉，右肘在上，左肘在下，兩肘緊貼在一起。右腳上步，重心在左腿，左腿微屈，為實腿，右腿為虛（能抬為度）。右肩之肩井穴找左胯之環跳穴；左肩之肩井穴找右胯之環跳穴，此時有緊背空胸之感（圖90）。此式謂之「老僧托缽」。

　　然後腰稍稍向上一提、兩臂鬆力自然落下斜垂於身體兩側，兩手心向前。右腳上步，重心移於右腳。左手背找右耳孔，而右臂自後下方往前上方掄圓自上劈下，使右手背靠近左胯前方，身體隨之左轉，面向正東方。左腳自右腳後面虛倒插一步，左手心朝前，右掌背小指貼在左胯骨上，兩肘緊貼身體，左肘在上，右肘在下，空胸緊背（圖91）。

　　隨後身體前移，左腳面落平，右腳進步成右弓步，兩手隨進隨分開（狀如野馬分鬃），右手虎口朝前，手心向上；左手平伸向後，手心朝下（圖92）。

　　當感覺力貫右肩之後，即可提腰鬆力自然站立，兩臂鬆垂於身體兩側。如此左右式交替劈靠（左式與右式姿勢相反、動作一樣），直趨行走。

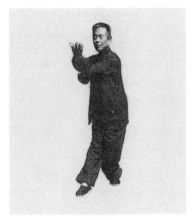

圖 90

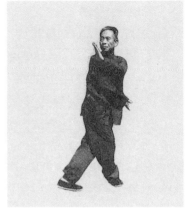

圖 91

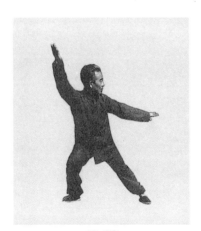

圖 92

木──穿袖

訣曰：

穿袖為木經屬肝，陰陽五行循脈練；

穿袖迅捷如火焰，出手直取敵極泉。

　　起式為老僧托缽（如圖 90）。右手右腳在前，左手手心向下，五指併攏前伸，由右肘下貼臂向前直穿。右手手心翻轉向下，五指併攏平伸回撤於右肋前。同時左腳向前止步，重心在左腿，右腳跟步，右腳尖貼近左腳跟（圖 93），此謂槐蟲步。

　　右手由左肘下貼臂向前直穿。左手撤於左肋前，兩手心向下，五指併攏前伸。同時右腳向前上步，左腳跟步，左腳尖貼近右腳跟。兩手交替前穿，穿右手時上右步跟左腳，穿左手時，上左步跟右腳（圖 94），直趨行進。

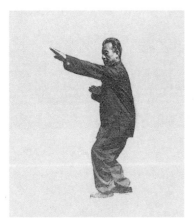
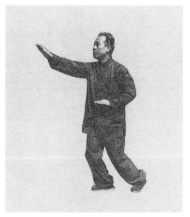

圖 93　　　　　　　　　　圖 94

水——挽纏

　　訣曰：

　　　　挽纏為水經屬腎，固腎築基真氣存；
　　　　無形水流形隨奔，如石投水萬物吞。

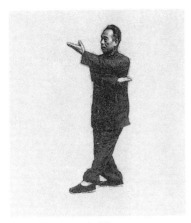

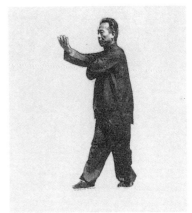

圖 95　　　　　　　　圖 96

　　起式為老僧托缽（如圖 90）。右手右腳在前，右臂不動，手腕為圓心，手掌逆時針由下向上轉動，虎口朝下。手心朝外時，右手由右臂彎處斜上穿出，手心斜上、五指前伸，高與眉齊，兩腳不動。左手轉動，右掌斜上穿（圖 95），兩腳依然不動。

　　右手轉動，左手斜上穿，同時左腳虛上一步，重心在後腿。掌穿三次，腳上一步。如此重複演練，直趨行走（圖 96）。

火——搬衝

　　訣曰：

　　　　　搬衝為火經屬心，心主神明掌帥印；
　　　　　搬去山川斷其根，鐵拳直衝喉下問。

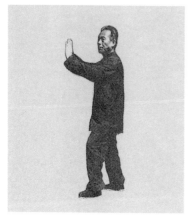

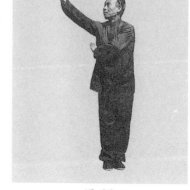

圖 97　　　　　　　　　　　圖 98

　　起式為老僧托缽（如圖 90）。右手右腳在前，左手由身體前面向左畫弧，停於左前方，手臂微屈，立掌當胸與肩平，五指上指。右手握拳貼近右肋旁，拳眼向外。同時，左腿上步，重心移於左腿，成弓步（圖97）。

　　右腳上步，右拳由肋下斜上擊出，拳眼向上，稍高於肩；左臂彎曲於胸前，左手置於右臂下面，手心向下，有下壓之意（圖98）。

　　同時左腳併步跟上，右腳實，左腳虛。右手由身體前面向右下畫弧，左掌於左側外撐（圖99）。

　　繼之，手臂微屈，立掌當胸，五指上指與肩平。左手握拳貼近左肋旁，拳眼向外。同時右腳上步，重心移於右腿，成弓步。左腳上步，左拳由肋下斜上擊出，拳眼向上，稍高於肩。右臂屈於胸前，右手在左臂下，手心向下，有下壓之意，同時右腳併步跟上。左腿實，右腿虛（圖99）。如此反覆演練，直趨行走。

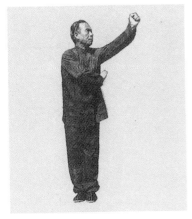

圖 99

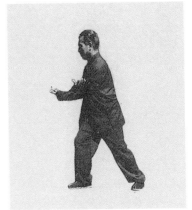

圖 100

土——圈扇

訣曰：

> 圈扇為土經屬脾，帶脈修好百經益；
> 圈托湧泉離地起，扇合腳面出神力。

起式為老僧托缽（如圖 90）。右腳右手在前，左手向左，由外向裡畫弧，手心向上，高與腰平，停於身體右前方，手心有托起右腳心之意（圖 100）。

右手向右，由裡向外畫弧，手心向下，停於身體左前方，高與乳平，同時左腳上步，右手心有捂住左腳背之意。兩手臂彎曲上下交叉於胸前（圖 101）。

右手向右由外向裡畫弧，手心向上，高與腰平，停於身體左前方，手心有托起左腳心之意。左手向左由裡向外畫弧，手心向下，停於身體右前方，高與乳平。同時右腳上步，左手心有捂住右腿背之意，兩臂彎曲交叉於胸前（圖 102）。如此反覆演練，直趨行走。

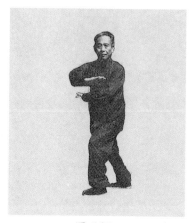
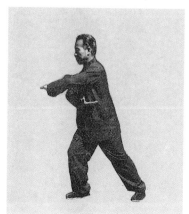

圖 101　　　　　　　　　圖 102

　　上述五掌，若能細心揣摩，掌握熟練之後，在用法上自能隨心所欲，具有「人打我不著，我手到人翻」之效果。

第四節　五行步

　　前文講過，五行在人體臟腑對應有竅，要練好武術，須知步法五行，即前進（水），後退（火），左顧（木），右盼（金），中定（土）。

　　前進：在五行中屬水，方位正北，人體對應竅位是會陰穴，此穴屬腎經。

　　訣曰：

　　　　前進屬水竅會陰，意想命門氣催身；
　　　　眼神前上似追人，全身自然向前奔。

　　練法：如欲前進，只要意想會陰穴，眼神朝前上方看，身體便會自然前進（圖103）。

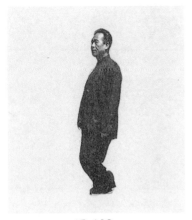
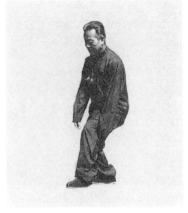

圖 103　　　　　　　　圖 104

後退：在五行中屬火，方位正南，人體對應竅位是祖竅穴，此穴屬心經。

　　訣曰：

　　　　後退屬火竅玄觀，意在祖竅前下看；
　　　　神與兩足角三點，身自後退只等閑。

　　練法：如欲後退，只要意想祖竅穴，眼神向前下看，身體便會自然往後退（圖 104）。

　　左顧：在五行中屬木，方位正東，人體對應竅位是夾脊穴，此穴屬肝經。

　　訣曰：

　　　　左顧屬木竅夾脊，以意行氣脊貼氣；
　　　　螺旋直進動中擠，進退轉換旋轉體。

　　練法：如欲旋轉前進，先抬起雙臂並伸直與肩平，兩食指直指前方；其餘四指回扣手心。只要意想夾脊穴

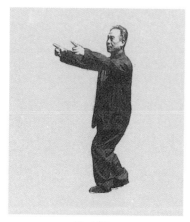

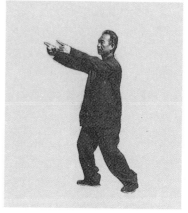

圖 105　　　　　　　　圖 106

往實腳之湧泉穴上落，身體便會自然地螺旋著前進（圖
105、106）。

右盼： 在五行中屬金，方位正西，人體對應竅位是
膻中穴，此穴屬肺經。

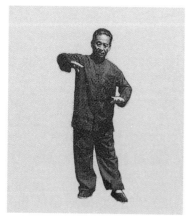

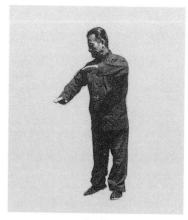

圖 107　　　　　　　　圖 108

訣曰：

　　右盼屬金竅膻中，以意行氣體轉動；

　　左轉右動如蟲蛹，長蛇出洞行無蹤。

　　練法：如欲旋轉後退，只要右手抬至與乳平（即使拇指和膻中穴相平），手心向下。同時左手抬起至肚臍與心窩之間，手心亦朝下。意想膻中穴微收，眼神順左手食指方向往下看，入地三尺，身體便會自然地螺旋後退（圖107、108）。上述為左虛右實，反之亦然。

　　中定：在五行中屬土，方位正中，人體對應竅位是丹田穴，此穴屬脾經。

　　訣曰：

　　中定屬土竅丹田，土生萬物氣抱元；

　　三田合一乾三連，頂天立地宇宙間。

　　練法：如欲立穩重心，兩手叉腰，意想命門和肚臍，立時就會身穩如山岳（圖109）。

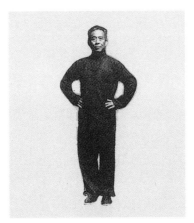

圖109

「五行修正果」以上五步應五行，五行在人體應五竅、五臟，因而五行步練在內，形於外。在練習時，注重意念即可，外形（手法）可隨意。在應用時，只有內外相合才能靈活奏效。

第五節　十三丹法

十三丹法即仿生十三形，在乾坤戊己功中，可以稱得上是一件極其珍貴的寶貝。它之取法是摹仿於十三種動物（獅，蛇，鵲，猿，虎，鶴，熊，蟾，龍，鳳，雞，貓，馬）之形態而歸納總結出來的功法。其功法之特點主要是著重於丹田功的鍛鍊（即「修金丹大道」，也叫「修真養性」），以及使「五蟾」〔金蟾（肺）、木蟾（肝）、鐵蟾（腎）、銀蟾（氣）、虹蟾（血）〕得到良好的調理。

訣曰：

調坎填離煉金丹，丹為真氣體內藏；
靜極生動形生變，動極變靜意氣涵。

一、仿獅形

訣曰：

睡獅欣然張口醒，搖頭擺尾示威風；
耍戲睡獅球相迎，獅滾繡球快不停。

姿勢：面向正南，身體立直，兩腳併攏，兩手垂於身體兩側，目視前方。鬆肩墜肘，兩臂彎曲，兩手自然向上抬起，當拇指與太陽穴相平時，使兩手之拇指、食指、中指、無名指、小指之指尖，相互接觸於胸前。然

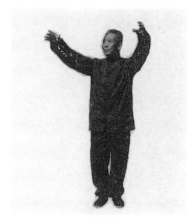

圖 110

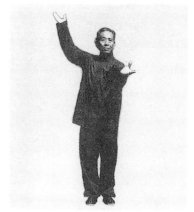

圖 111

後向左右展開，並使五指屈曲有回夠手心之意；腕關節有向外突出之感，兩手心有回夠肩井穴之意；肘關節有突出感覺（圖110）。

　　接著手臂不動，兩手心翻轉向上，左手指尖指向左前下方，右手指尖指向右後上方，兩手前後分開，有如獅子大張口（圖111）。

　　隨之意想右肩井穴找左環跳穴，腰自然向左轉動，兩臂隨身而轉，手心反翻向下（圖112）。

　　當轉到極限時，意想天目穴找會陰穴，腰就自然向右轉動。轉到天目穴與會陰穴上下對齊時，應恰使面向正南。此時，左手指尖指向左前下方，右手指尖指向右後上方（圖113）。

　　腰向右轉、兩臂隨之。右臂轉向右側時，意想左肩井穴找右環跳穴，腰自然右轉動（圖114），轉到極限時，意想天目找會陽，腰自然向左轉動，轉到天目與會陰上下對齊時，面恰向正南（圖115），如此左右式交

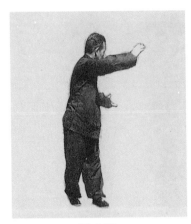

圖 112

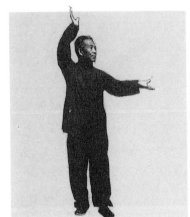

圖 113

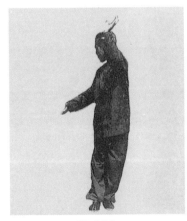

圖 114

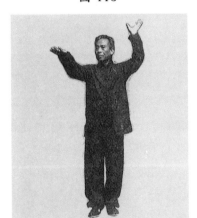

圖 115

替練習，如獅子張口搖頭晃腦之狀。

　　接著兩臂斜上舉，如托一大球於頭頂之上（圖116）,隨之雙手下落有如將球放在地上一般。然後意想手輕扶球面，掌心向前，邁步推球前滾（圖117），兩腳交替前行時，意想夾脊往前腳上落。前推數步而後倒退，兩腿倒行，含胸拔背、意想兩手帶球向後滾動。前進

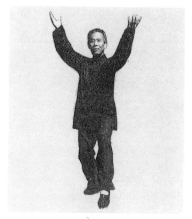 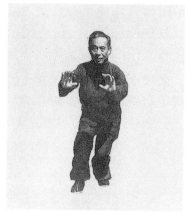

圖 116　　　　　　　　　圖 117

後退交替練習，輕靈而又沉穩，如獅子滾球之形。

二、仿蛇形

訣曰：

長蛇出洞草中行，蛇行扭動快如風；

體如波峰節節鬆，曲伸開合輕而靈。

姿勢：面向正南，身體立直。屈右膝，坐右胯，提左膝、左腳尖點地，重心在右腿。意想右肩井穴找左環跳穴，右肘找左膝（即右曲池找左陽陵），腰自然向左轉，兩臂彎曲在身體左側，右臂在前，左臂在後，兩手食指伸直，其餘四指回勾屈向手心，氣貫食指（圖 118）。手背反擰，兩手高與肩齊，右手隨手臂擰動在前，手心向右，左手隨手臂擰動在後，手心向左，兩手前後高度一致並與肩平，目視前方。左腳落平，體重移到左腿，右腳前邁（圖 119）。

體重移到右腿，左腳前邁；腰向右轉，兩臂由身體

左側移到身體右側，左手在前，右手在後，高與肩齊，
手臂反擰如繩，左手心向左，右手心向右，食指伸直，
其餘四指回勾屈向手心。

左腳落平，體重移到左腿，屈左膝，坐左胯，提右
膝，右腳尖點地（圖120）。

隨後左肩井穴找右環跳穴，左肘之曲池穴找右膝，

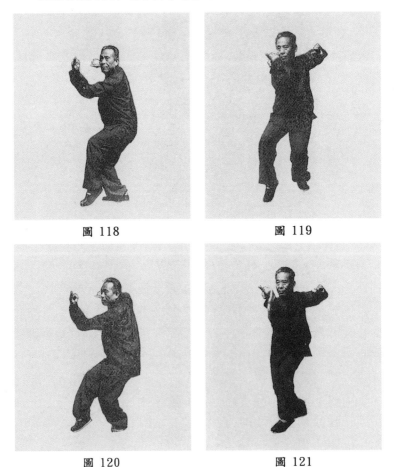

圖 118　　　　　　　　　　圖 119

圖 120　　　　　　　　　　圖 121

成定式。然後，落右腳，左腳上步，右腳上步……（圖
121）。如此左右交替練習，如蛇扭動行走之狀。

三、仿鵲形

訣曰：

　　靈鵲梅枝叫喳喳，歡蹦跳躍枝頭抓；
　　靈鵲輕靈難捉拿，圓機活潑戲作耍。

前進：併腳站立，合掌當胸，手指斜上前指，意想
命門催肚臍，肚臍催手指，目視前方，身體自然邁步前
行，如鵲兒前竄之形（圖122）。

後躍：併腳微屈膝，兩臂向後抬起，身體微微前拱
，如鵲兒翅膀往後一揚之狀。意想天目找會陰，會陰找
啞門（入後髮際五分處），則身體自然後退（圖123），
如鵲兒後躍之態。

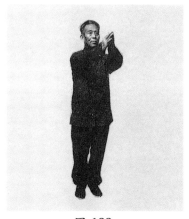
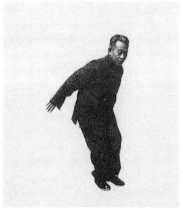

圖122　　　　　　　圖123

　　左蹦右跳：身體立直，右腳用力蹬地，身體向左躍去。左腳落地，單腿支撐，右腳彎曲，腳心翻轉向上，置於左腿後面。同時兩臂由下向上左擺，左臂伸直與肩平，手心向下，右臂屈於胸前，手心向上，兩手均指向左方（圖124），意想手指能觸到很遠之物體。

　　左腳用力蹬地，身體向右躍去。右腳落地，單腿支撐，左腳彎曲，腳心翻轉向上，置於右腿後面。同時，兩臂由下向上右擺，右臂伸直與肩平，手心向下，左臂屈於胸前，手心向上，兩手均指向右方（圖125），意想手指尖能觸到遠處之物體。左右跳躍時要顯輕靈之態，有如鵲兒在枝頭上左蹦右跳。

　　擲杵：併腳站立，手臂彎曲，合掌當胸。意想如有杵橫攔在兩臂臂彎之上（圖126）。有此感覺後，兩臂迅速前伸，立時，把杵掤向天空。此為韋陀獻杵。

　　然後，雙手背於身後，兩手心貼緊，掌根頂後腰部

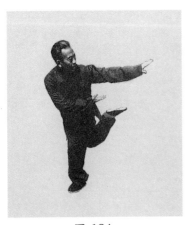
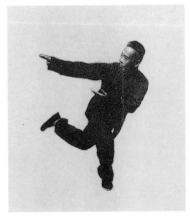

圖 124　　　　　　　　　圖 125

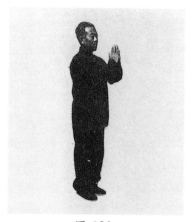

圖 126

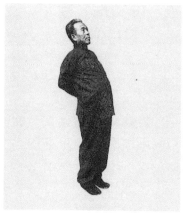

圖 127

。腹部前突，腳跟離地，頭後仰，目視拋於空中之杵（圖 127）。

　　接著，兩手由身後移到身前，合掌當胸，意想以兩臂彎接住從空中落下之杵，同時兩腳跟落地（圖 128）。如此反覆做七次，謂之「背後七顛百病消」。

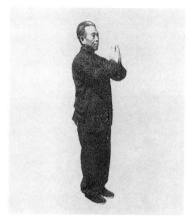

圖 128

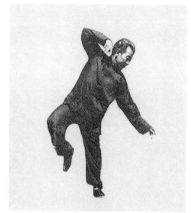

圖 129

四、仿猿形

訣曰：

猿猴舒臂摘仙桃，跳樹越澗身臂搖；

運身托桃如飛鳥，筋壯臂長樂逍遙。

姿勢：身體立直。屈右臂，右掌背合谷穴找右耳垂，五指自然彎曲。高提右膝，左腿獨立支撐。左臂舒直，左手下指，目光順左手下視（圖129）。

意想彎曲之右臂接在伸直之左臂上，使之長出許多；並意想下指之左手搆地。左式與右式之動作、要領相同，姿勢相反（圖130）。

仿猿形的第二種練習方法是：併腿直立。屈右臂，與身體平行，手在肩頭之上。提右膝，左腿獨立支撐，左臂舒直平伸於左側，目光順左手方向遠視（圖131）。意想彎曲之右臂接在伸直的左臂之上，使之長出許多，能觸到很遠之物體。左式與右式動作、要領相同，姿

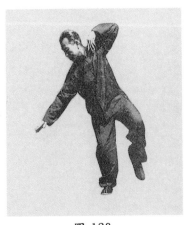

圖 130

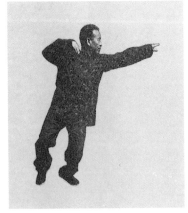

圖 131

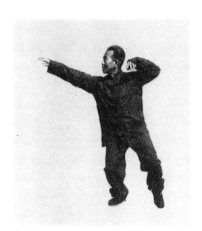

圖 132

勢相反（圖 132）。此式有如猿猴舒臂。

　　仿猿形的第三種練習方法是：併腳直立。左腳斜跨一步，左腿屈、右腿直，重心在左腿。右臂伸直，手心向下，指向右前方，比肩略高。左臂彎曲，手心向上，左掌在左肋旁（圖 133）。

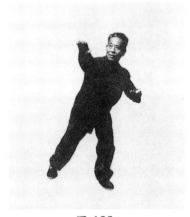

圖 133

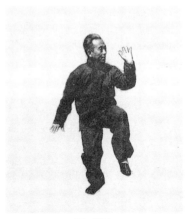

圖 134

　　左手順右臂之下前伸，到右手右側，虎口朝前。同時，提右膝，左腿獨立支撐，有如猿猴摘桃之勢。落右腳，屈右膝，於右胯，體重在右腿。同時，左手心向上，虎口朝後置於左肩之前，如托一物，右手在胯旁有下按之意。此乃猿猴托桃之狀（圖134）。

　　左腳下落與右腳成併步，同時兩手臂自然鬆垂，手心貼近大腿外側，即立正式還原。右式動作與左式動作相同，姿勢相反（圖135、136）。

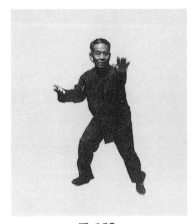 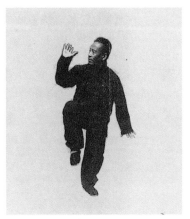

圖 135　　　　　　　　　　圖 136

五、仿虎形

訣曰：

> 虎吼震山顯威風，百獸聞之無影蹤；
> 跳澗越嶺登山峰，餓虎撲食力無窮。

　　姿勢：兩腳併齊，身體立直。收腹屈膝坐胯，兩臂彎曲，兩手上舉與肩平，手心朝後（圖137）。接著，兩手手指的第一節均屈向手心，手心翻轉向前微微突出

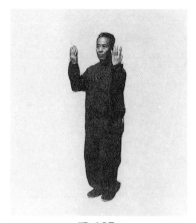
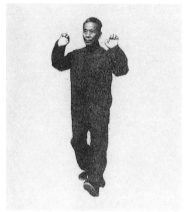

圖 137　　　　　　　　　圖 138

（圖138），如虎爪之形。

　　隨之右手心向上，朝右後上舉，並由上向下往前撲，右臂伸直，高與肩平。繼之，長腰蹬直右腳（重心落在左腿），左臂伸直前撲，與右臂相平，手心朝前（圖139）。兩手心翻轉朝下，蹬左腿坐右腿，身體後移，兩手由前向後成撓地之狀（圖 140）。似可把地面撓出幾道深溝。然後身體前移，體重在左腿。收腹屈膝坐胯，兩手由下向上收於肩頭，手心朝後（圖141）。

　　緊接著，兩手反轉向前，右腿前進一步（圖 142），左手往左後上舉，並由上向下前撲，再伸直與肩平。

　　之後，長腰蹬直左腿，重心落在右腿，右臂伸直前撲與左臂平，手心朝前（圖 143）。隨後，兩手朝下落，並蹬右腿坐左腿，身體後移，兩手由前向後成撓地之狀（圖144），似把地面撓出幾道深溝。

　　最後身體前移，重心在右腿，收左腿併步。如此左右交替練習，有如虎豹登山，其狀甚威。

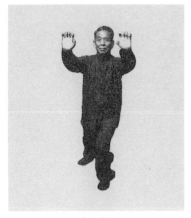

圖 139

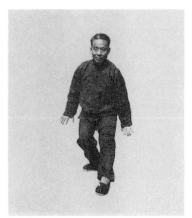

圖 140

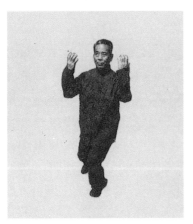

圖 141

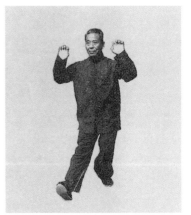

圖 142

　　接上式，身體直立，繼而左腳向前上步。同時，兩臂微屈，上舉高越頭頂，手心朝天如托千斤之鼎（圖145），重心落於左腳，舉鼎之力由下而上（即從腳到腿，從腿到腰、到肩、到肘、到手、謂之「起如舉鼎」）。

　　隨後右腳上步成併步，重心寄於右腳，兩手前伸，手心由後上方翻轉向前，兩腳微屈（圖146），似把手

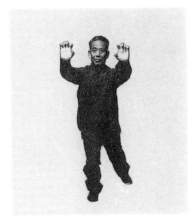

圖 143

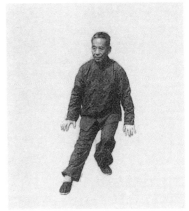

圖 144

中之物體掰斷。此謂「落如掰磚」。接著，身體後移，右腳後收一下再邁出。

　　同時，兩手由下向上成舉鼎之狀，上左腳與右腳相平成併步並略下蹲，兩手下落前伸，如掰磚之形。左右式交替練習。

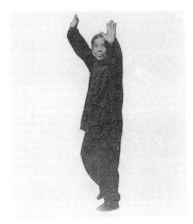

圖 145

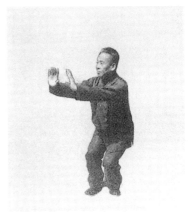

圖 146

六、仿鶴形

訣曰：

　　鶴舞青萍如仙境，邁步抖翎動生風；

　　提腿輕靈如履冰，體態美妙心神靜。

姿勢：身體直立，兩腳併齊，兩臂側上舉，手指撮攏，高於頭頂，如鶴展雙翅之形。墜左肘，提右膝；墜右肘，提左膝（圖147）。墜肘時，肘似觸地；提膝時，膝似觸天。墜肘時不露外形，意念一動即可。

　　接著，兩臂屈曲於肩前不動，鬆膝收腹，兩腳跟交替上提（圖148），盡量觸到臀部，有如鶴舞。繼之，身體立直，兩臂側上舉、手心向上、腰微向右轉。同時，墜左肘，提右膝（圖149），兩臂隨腰分別轉到右後和左前成一線。

　　此時，想右手指指甲貼地，落左步，又想左手手心

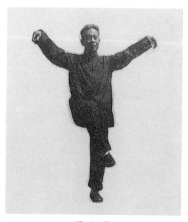

圖147

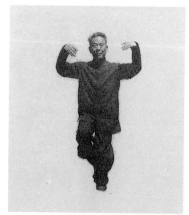

圖148

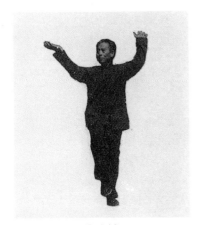

圖 149

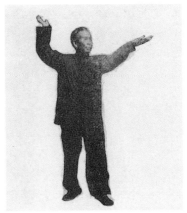

圖 150

向左前方托天，把右腳帶上半步，兩腳靠近（圖 150）。

身體立直。兩臂隨身體右轉，同時，墜左肘，提右膝，兩臂隨腰各轉到左後和右前成一條線（圖 151）。

想左手指甲貼地，落右步，同時兩手心轉向地面，左膝提起（圖 152）。

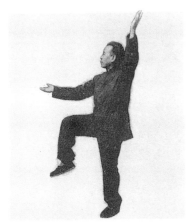

圖 151

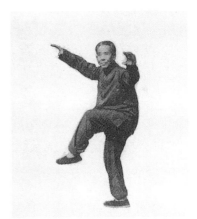

圖 152

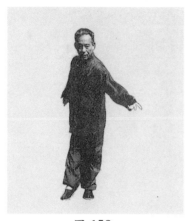 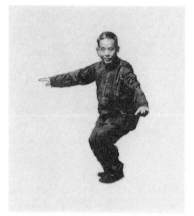

圖 153　　　　　　　　圖 154

　　左腳落，兩腳併齊，身體直立。左右式交替練習，如鶴之漫步於松蔭之下，顯怡然恬靜之態。繼而身體立直，兩臂撐開，手心向上（圖 153）。兩臂上揚至頭頂之上。此時夾脊之力由胳膊直達指尖。

　　隨之，兩臂撲落，手心向下（圖 154），稍一落又馬上揚起。兩臂上下起落如鶴之展翅飛翔。兩腳可自然邁動，身體輕靈，飄然若飛。

七、仿熊形

訣曰：

　　　　熊羆出洞一聲吼，撐襠坐胯推大球；
　　　　虎背熊腰神意守，眺望深澗覓食求。

姿勢：身體立直，意想右肩井與右湧泉上下相對，左腳自然橫開半步。然後，意想左肩井與左湧泉上下相

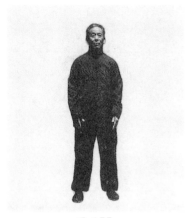

圖 155

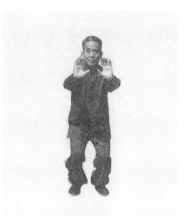

圖 156

對。如此反覆幾次，則兩腳落平與肩同寬（圖155）。

　　收腹屈膝坐胯，兩臂彎曲，兩手上抬與肩平，手心朝前（圖 156）。意想脊背後倚，雙手向前推出，身體隨之自然立直一些（圖157）。

　　隨之屈臂，雙手回收胸前，手心朝前、收腹屈膝坐胯，意想脊背後倚，雙手再次向前推出。如此反覆練習，如熊出入洞穴之形。然後身體立直，右肩井與右湧泉上下相對，左肩井與左湧泉上下相對，使兩腳距離與肩同寬。兩手之拇指、中指、食指相接，兩虎口成圓於臍前，高與肚臍平，手心朝下。

　　繼之兩手向左右分開，兩臂伸直於身體兩側，並各與身體構成四十五度之夾角（圖158）。

　　在兩臂左右分開並使之有按勁、扒勁之同時，兩腳跟離地，拔背提頂，眼光下視，如熊尋食之形（圖159）。此式反覆練習。

　　而後身體立直，左腳前邁，右手向左前方伸出，意

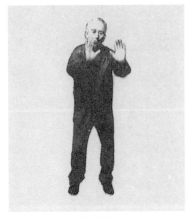

圖 157

圖 158

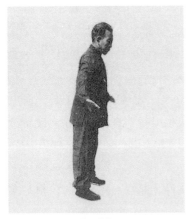

圖 159

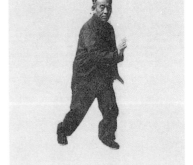

圖 160

右手找左腳，左手向左後平伸（圖 160）。

　　腰微向左轉，把右腳向前帶上一步，意想左手催右腳，使左手由左後向前方推出，右手在左手上方亦隨之推出，手心朝前，高平鼻尖（圖 161）。

　　而後重心逐漸前移到右腿，左手向左前平移，腰微

向左轉，把左腳向前帶上一步成右坐步。意想右手催左腳，使右手由右後向左前方推出，左手在右手上方同時推出，手心朝前，高平鼻尖（圖162）。

隨後，重心逐漸前移到左腿，成左坐步。同時，兩手握拳屈臂，右拳心向上，置於胸前；左拳心向下，置於左胯旁（圖163）。

繼之，重心移到右腿，左腿屈膝，腳尖著地。同時左拳拳心向上並移到胸前。最後，右臂彎曲，拳心向下並使右拳靠近右肋旁如熊行走之形（圖 164）。按此左右式交替練習。

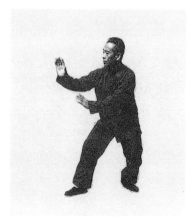

圖 161

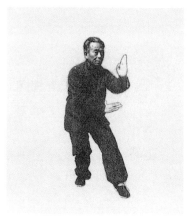

圖 162

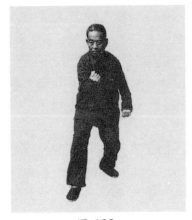

圖 163

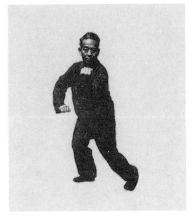

圖 164

八、仿蟾形

訣曰：

　　金蟾抬頭望月光，精華盡收蟾體囊；

　　金蟾得丹道亦長，扭身回顧謝上蒼。

　　姿勢：身體立直，兩腳併齊，兩臂自然下垂。意想兩肘找兩膝，則自然屈膝收腹坐胯。兩臂彎曲，兩手上舉，肘尖朝外，高與肩平，兩掌合攏不攏於眼前，眼神通過兩掌之間，平遠視（圖 165）。

　　繼之，兩肘找兩膝，由上而下自然屈膝，收腹坐胯，兩掌下垂，狀如龜縮（圖 166）。意想兩手找兩腳，則身體自然站直，兩手亦自然下垂。此謂「金蟾戲水」，反覆練習，有活動血脈之功效。

　　接上式，屈膝收腹坐胯後變左弓步，左掌前探，手心朝下（圖 167）。繼之，重心移到右腳，左腳外擺。

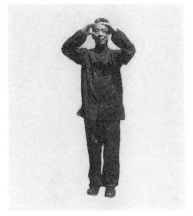

圖 165

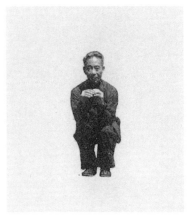

圖 166

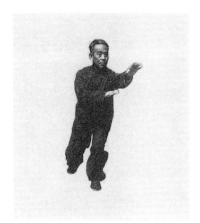

圖 167

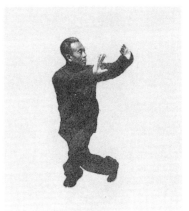

圖 168

兩臂隨腰左轉，重心逐漸移到左腳。

　　繼之左腳屈膝略蹲，身體轉向左後方。兩手上舉，手心朝外，虎口相對成圓，似捧托一輪明月，高過頭頂，眼光順雙手中間斜上仰視。使會陰與左湧泉穴相對，意想兩手托天；左腳入地；右肩頭似觸地面（圖168，

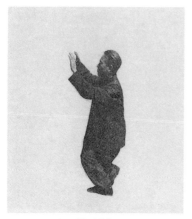 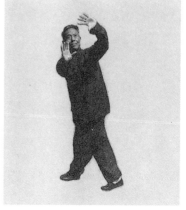

圖 169   圖 170

反式見圖 169）。

　　以上兩個式子的架子較低，年老體弱者習練時，架子可以高些（圖 170、171）。此式謂之「鐵蟾戲月」。左、右式交替練習，其功效主要是固腎。

　　身體立直，兩腳併齊，合掌當胸，兩掌心一搓，右

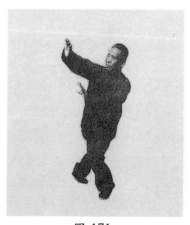 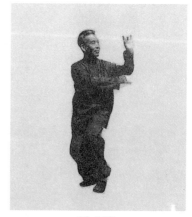

圖 171   圖 172

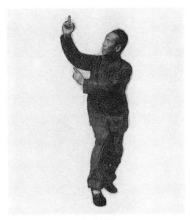
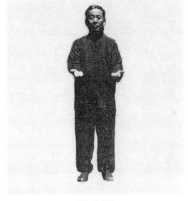

圖 173　　　　　　　　　　圖 174

手盡量伸向天空，食指尖獨朝天，手心朝左。以左手食指尖指右肘尖，手心向右。同時，右腳向正前方上一虛步，使兩膝內側相貼，但重心仍在左腿（圖 172）。右式與左式動作相同，姿勢相反（圖 173）。此為「朝天一炷香」，也稱「木蟾伸肢」，能以疏肝。

　　兩腳分立，距離與肩同寬，重心分在兩腿，眼神向前平視。同時，鬆肩墜肘，兩手自然抬起，手心斜向前上方，高與臍平（圖174）。

　　然後，隨著呼吸起意念：吸氣時，意注兩腳心；呼氣時，意注兩手心。此動法名曰「虹蟾」，亦稱「氣貫長虹」，用來調息最佳，經常演練可使氣盈全身，並有精神清爽之感。

　　身體立直，兩腳併齊，屈膝略蹲，合掌當胸。兩掌心一搓，左扭腰左手立即伸向左前方，手心朝上，高與左耳平；右手移至左肋旁。雙腿微屈，方向不變（圖175）。隨之右腳向右前方上步，右手跟著向右前方平伸，

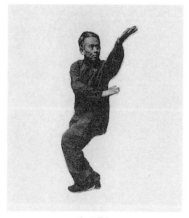 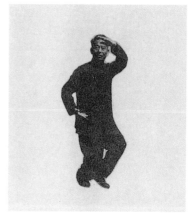

圖 175　　　　　　　　圖 176

手心朝外，左腳向右腿右後側跟步。同時左手心翻轉向前，兩手虎口左在上，右在下相對成圓，重心在右腿，眼神順兩手之中間平視（圖176）。

　　此為「銀蟾」。用以調理魂魄（即安神）和排除體內廢氣。左右式交替練習。

九、仿龍形

　　訣曰：
　　　青龍吸水起雲端，上下翻騰縹渺間；
　　　探爪撈月水連天，修身養性勤修煉。

　　姿勢：身體立直，兩腳併齊，兩手抬起，手心向下，高與臍平，在身體前後左右擺甩盤旋，左手在身前時右手在身後，右手在身前時左手在身後（圖177）。

　　兩手左旋右轉似龍騰雲駕霧。身體立直、兩手交叉

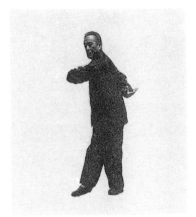
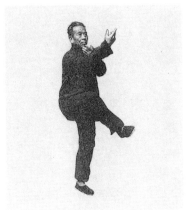

圖 177　　　　　　　　圖 178

於胸前，右手在前，兩手心朝後。

　　隨之，兩手上舉過頂，左腳用力蹬地，右膝上提（圖 178），身體躍起騰空（愈高愈遠愈好），兩腳在空中成右前左後的步型，兩手前後分開，左手在前右手在後。落地時身體成全蹲坐盤姿勢並右轉稍向前傾，左手前

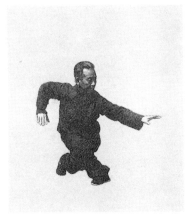
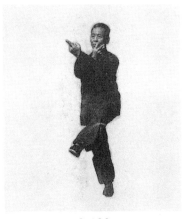

圖 179　　　　　　　　圖 180

探，手心向下，右手在右胯旁，臂成弧形，手心向下。
臀部接近左腳跟，而左腳跟離地翹起，右腳尖外擺，眼
看左掌（圖179）。

　　緊接著，兩手交叉於胸前，左手在前，兩手心朝後
，兩手上舉過頂，同時，體重前移於右腿，右腳用力蹬
地，左膝上提（圖 180），身體躍起騰空，兩腳在空中
成左前右後的步型，右手在前左手在後。

落地時身體成合蹲坐盤姿勢並左轉稍向前傾，右手前探
，左手在左胯旁，臂成弧形，兩手心均向下。臀部接近
右腳跟，右腳跟離地翹起，左腳尖外擺，眼看右掌（圖
181）。

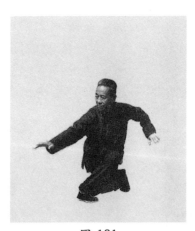

圖 181

　　左右式交替練習。演練時要求起如「伏龍升天」，
落如「蟄龍翻浪」，顯其雄健勇猛之形。

十、仿鳳形

訣曰：

彩鳳展翅起彩霞，朝陽光輝美如畫；

祥光沐浴普天撒，陰陽消長根發芽。

姿勢：身體立直，兩腳併齊，兩手自然垂放。左臂抬起過頂後經身前由上向下按，手心向下。同時，右臂由下向上經身前上舉，左臂在外，右臂在裡於身前相錯而過後，兩臂上下伸直，右掌心向上托，左掌心向下按。眼看右手上托，意想左手下按（圖182）。

上式不動，腰向左轉，左手隨之轉到身後。眼從左手看到右腳跟（圖183），意想右手上托。

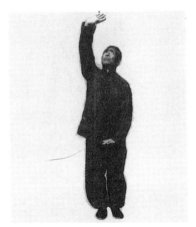

圖182

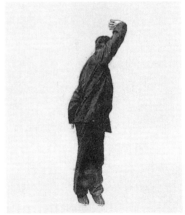

圖183

接著，身體轉正，左手上舉，右臂在外，左臂在內，兩臂上下伸直。左掌心向上托，右掌心向下按。眼看左手上托，意想右手下按（圖184）。

　　上式不動，腰向右轉，右手轉到身後，眼從右手看到左腳跟，意想左手上托（圖185）。

　　左右式交替練習，帶脈轉動，能調理脾胃。

　　身體立直，兩臂自然下垂。左臂抬起後由上向下經身前畫弧成扒地之狀，停於身體左後側。右臂隨勢向右前上方斜伸，高不過頂，手心向下。同時，右腳向右前方上步，重心在右腿（圖186）。

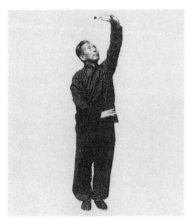

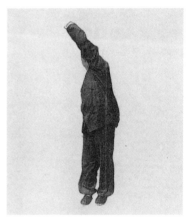

圖 184　　　　　　　　　　圖 185

　　隨後右臂由上向下經身前畫弧，停於身體右後側。左臂隨之向左前上方斜伸，手心向下，高不過頂，同時，左腳向左前方上步，重心在左腿（圖187）。

　　左右式交替練習，既能平肝，又可消除三焦之火。

　　身體立直，兩腳併齊，兩手自然垂於腿側。屈膝收腹坐胯，抬右手，右手背貼左耳孔；移左手，左手背貼右陽陵穴。左腳斜上一步（圖188），重心移於左腿，成左弓步。同時，左手由下向上再向左前方移動，使手

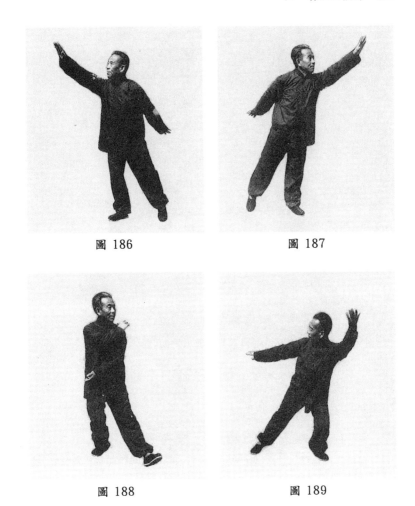

圖 186　　　　　　　　圖 187

圖 188　　　　　　　　圖 189

心向上，高與肩平；右手移於右下方，手心向下並與右
腳上下相對。兩臂舒展、眼看右掌（圖189）。

　　右腳上步，兩腳併齊，兩手自然垂於腿側，屈膝收
腹坐胯。抬左手左手背貼右耳孔；移右手，右手背貼左
陽陵穴。右腳斜上一步（圖 190），重心移於右腿成右

弓步。同時，右手由下向上再向右前方移動，手心向上高與肩平；左手移於右下方，手心向下並與左腳上下相對。兩臂舒展，眼看左掌（圖191）。

左右式交替練習，可以固腎。

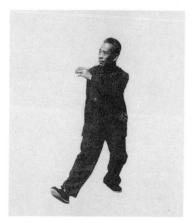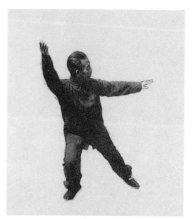

圖 190　　　　　　　　　　　圖 191

十一、仿雞形

訣曰：

晨雞高歌背轉身，腿似提爐腳生根；
喔喔報曉催勤奮，一日之計在於晨。

姿勢：身體立直，兩腳併齊，兩臂自然下垂於腿側。兩膝微屈，重心寄於右腿，左腳跟揚起。兩臂微曲，向上抬起高與肩平。意想兩手回摸兩肩頭，使兩肘尖向左右兩側撐開伸展，然後，兩臂前伸，掌心相對，食指、中指前伸，步若寒雞（圖192）。

此謂之「金雞抖翎」。

　　隨之左手向前平伸，手心向下；右手置於右乳處，手心朝下，同時，左腿前邁，重心移於左腿，右腳向上跟步，腳尖點地，置於左腳跟處。右手貼左手下前伸，左手回收於左乳處，兩手心均向下（圖193）。

　　同時，右腳前邁，重心移於右腿，左腳向上跟步，腳尖點地，置於右腳跟處……此謂「金雞啄米」。左右式交替練習。

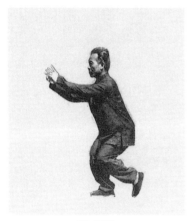

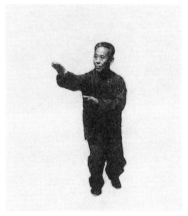

圖 192　　　　　　　　　　　圖 193

　　接上式，左手前伸，右腳隨即向上扣步，身體向左轉一百八十度。左腳踏地（向前、向後均可），右膝高提，左腿獨立支撐。兩臂彎曲，兩手心向下，高與肩平，有上提的意念（圖194）。

　　接上式右手前伸，左腳隨之向上扣步，身體向右轉一百八十度。右腳踏地（向前、向後均可），左膝高提，右腳獨立支撐。兩臂彎曲，兩手半握拳手心向下，高與肩平，有上提的意念（圖 195）。此謂之「金雞獨立提爐式」。宜前後轉身變換練習。

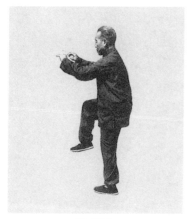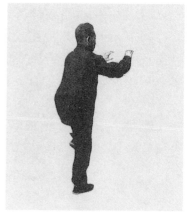

圖 194　　　　　　　　圖 195

十二、仿貓形

訣曰：

　　狸貓捕鼠形美妙，神聚體狀鼠兒找；

　　蹲蹤捕捉時而跳，體態輕靈歡逍遙。

　　姿勢：身體立直，兩腳併齊，兩手自然垂於身體兩側。意想肘找膝，肩找胯，則膝蓋彎曲，兩手臂抬起、兩手心向前，置於肩頭。

　　意想手找腳則身體立直，右臂隨之彎曲，右手由肩頭向右後上舉並使手心朝前上方。同時左臂微曲，手心向下置於身之左前方。左腳向左前方前進一步，左腳跟著地，重心在右腿（圖 196）。

　　意念由左腳大趾依次向上想到左胯，重心自然移於左腿。右腳虛沾地面，左手抬起到左肩頭，手心朝前，右手置於身之右前方。同時，右腿向右前方前進一步，

腳跟著地（圖 197）。

　　隨之，意念由左胯向下依次想到左腳大趾。此時，右腳自然向右前方上步，右腳尖著地，體重在左腿（圖198）。如此左右交替練習，身體輕靈前進，此謂之「貓行」。

　　身體立直，兩腳併齊，兩手垂於腿側（圖 199）。

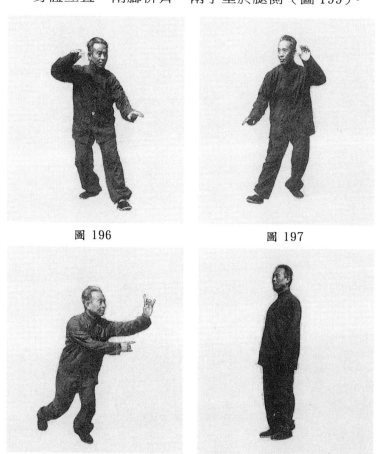

圖 196

圖 197

圖 198

圖 199

　　隨之屈膝蹲身，兩手放在膝蓋之前上方，身軀收縮下探（圖200）。

　　兩腳蹬地，身體驟然向上向前躍出（雙腳著地時成四六步），雙手亦借勢前撲（圖201）。隨後併步縮身，身體立直，兩腳併齊，兩手交叉於胸前，右手在上，左手在下（圖202）。左腳彎曲，身體向前躍出，落地時

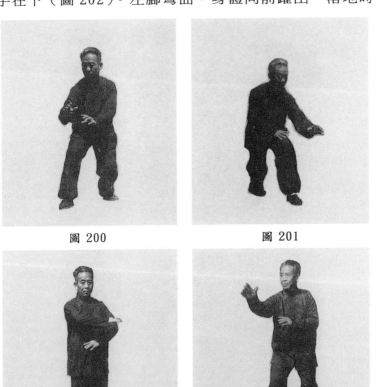

圖 200　　　　　　　　　圖 201

圖 202　　　　　　　　　圖 203

右腳在前，腳尖點地，腳跟翹起；左腿在後，屈膝微蹲，左臂對正左腳跟成為左坐步。身體前傾，兩手下按，左手置於右膝之上方，右手置於右腳尖之上方（圖203）。然後左手在上，右手在下，交叉於胸前。同時，右腳蹬地、身體前躍，成右坐步。繼而身體前傾、兩手下按。如此左右式交替練習，有如「狸貓撲鼠」。

十三、仿馬形

訣曰：

> 烈馬出槽昂首叫，四蹄生風奔而跑；
> 山水險阻騰空躍，身如射箭任逍遙。

姿勢：身體立直，兩腳併齊，兩手自然垂於腿側。屈膝坐胯，左臂抬起，左手置於右肩頭，右臂下垂，使手背貼左胯上。上身立直，意想右肩井穴找左環跳穴，腰則向左轉，右腿前邁半步。眼神注視右前方（圖204），意想左環跳穴找右肩井穴，向右轉腰。

同時，左腳斜上一步成右弓步。兩臂左右舒展，使右臂伸直，指向右前上方，手心朝向後上方，高與右耳垂平。左手伸直，手心朝下，指向左下方（圖205）。

繼而左腳上步，兩腳併立，屈膝坐胯。右手背貼左肩上，左手背貼右胯，上身正直。意想右肩井找左環跳腰向左轉，眼神注視左前方（圖206）。

意想右環跳找左肩井腰側向右轉，同時左腳斜上一步成左弓步。兩臂左右舒展，左臂伸直指向左前上方，左手心朝後上方，高與左耳垂平。右臂伸直指向右下方，手心朝下（圖207）。左右式交替練習。

這裡把人的身軀喻為馬的頭部，兩臂兩腿喻為馬的鬃毛，馬頭左右搖擺，馬鬃毛左右飄舞披灑，亦謂之「野馬分鬃」。

　　身體立直，兩腳併齊，兩手舉至頭之兩側，手腕高與頭頂平，兩手之五指均撮攏，使手心成碗狀，碗口朝

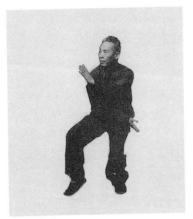

圖 204

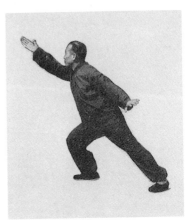

圖 205

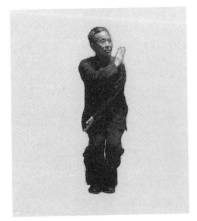

圖 206

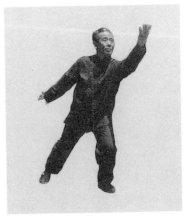

圖 207

天。隨後，使兩手之五指向上伸直，而且意想拇指、中指、小指托住一個茶杯。

再使兩手舉過頭頂（像是鹿頭上長的角），右腳向右前方上步，體重分落兩腿（圖208）。

兩臂向下伸直與兩腿成「十」字形落在身體兩側，兩手形不變，意想撐地。重心隨之前移於右腿，左腳向左前方上步，全腳掌著地。右腿彎曲，膝蓋尖與腳大趾對齊。左腿向左前方盡量伸展，上身向左腿下俯。兩臂伸直，手形不變，兩手下指向左腳。腰身向後坐撐，前後一個勁（圖209）。

右大腿發熱發脹，有酸痛感，體重移於左腿，立身抬右腳向前上步。抬起兩手高於頭頂（圖 210），重心移於右腿，左腳向前上步，兩臂在身體兩側向下伸直，右腳向右前方上步，左腿彎曲支撐體重，上身向右腿下俯，兩手指向右腳（圖211）。左右式交替練習。

全身放鬆，立身收式還原。然後用意想一想把後頂

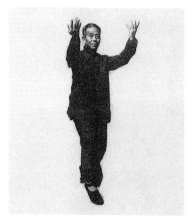

圖 208

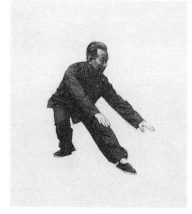

圖 209

心交與天之真空相合，把腳心交與地心吸力相合，肚臍一鬆心神安靜，此謂「三才歸元」收功法（圖212）。

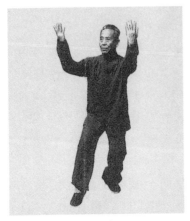

圖 210

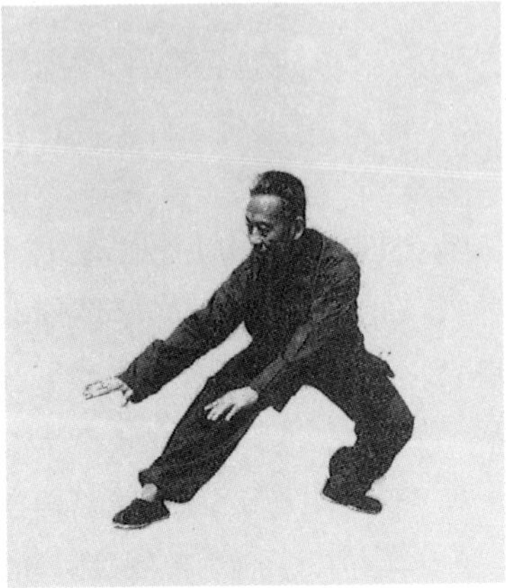

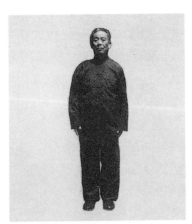

圖 211

圖 212

結束語

俗語說：「千里之行，始於足下」。這是在執筆寫《三才門乾坤戊己功》時自己內心之情。中華武術和氣功，雖然源遠流長，但是，從根本上去剖析它們的共同理論以及學習之方法，我們的前輩們雖作了許多努力，似乎還是流於「各宗各法」的論說，有的甚至帶著神秘色彩，令人費解。

因而多少人遁此即使勤奮苦練數十年還未必真知，更不可能有所成就，乃至這些有志之士在攀登武術與氣功之高峰的道路上望洋興嘆，袪步不前。

在科學、文化高度發展的今天，對於武術與氣功，在理論和實踐上，能進行一些開發性的探討，是當前一項既必須而又有可能的工作。在繼承前人之基礎上，通過幾十年的實踐體會，使我感到中華武術與氣功，是一門很複雜的學問。

儘管如此，我甘願在基於前人的基礎上進行這些探討總結，以期拋磚引玉，為發掘和整理中華民族之武術與氣功這一寶貴遺產竭盡綿力。雖任重而道遠，但我堅信，陰陽辯證哲理的科學思想，將在眾多人的心目中，成為剖析事物和學習科學的最佳指導方法。

展望將來，中華武術與氣功，將會作為人體系統的一門特殊科學，進入現代科學和文化藝術之先進行列。

三才門乾坤戊己功・功譜

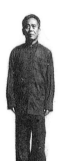
（圖 1 ）

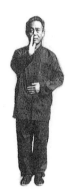
（圖 2 ）

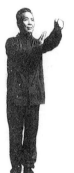
（圖 3 ）

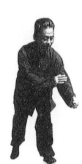
（圖 4 ）

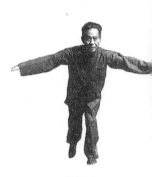
（圖 5 ）

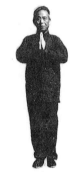
（圖 6 ）

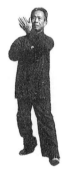
（圖 7 ）

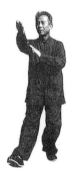
（圖 8 ）

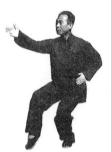
（圖 9 ）

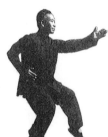
（圖 1 0 ）

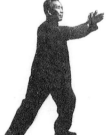
（圖 11）

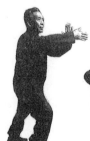
（圖 12）

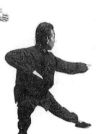
（圖 13）

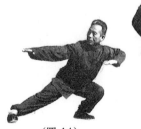
（圖 14）

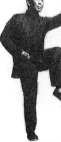
（圖 1

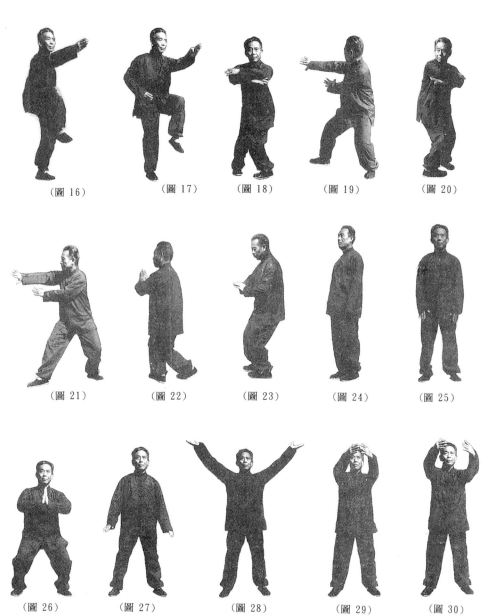

（圖 16）　　　（圖 17）　　　（圖 18）　　　（圖 19）　　　（圖 20）

（圖 21）　　　（圖 22）　　　（圖 23）　　　（圖 24）　　　（圖 25）

（圖 26）　　　（圖 27）　　　（圖 28）　　　（圖 29）　　　（圖 30）

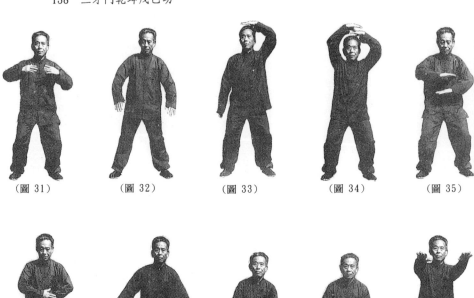

（圖 31）　　　　（圖 32）　　　　（圖 33）　　　　（圖 34）　　　　（圖 35）

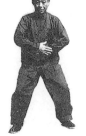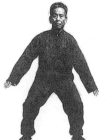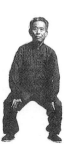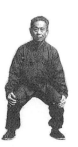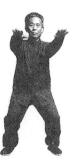

（圖 36）　　　　（圖 37）　　　　（圖 38）　　　　（圖 39）　　　　（圖 40）

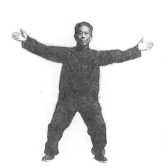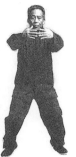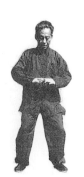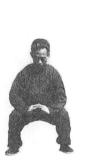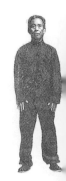

（圖 41）　　　　（圖 42）　　　　（圖 43）　　　　（圖 44）　　　　（圖 45）

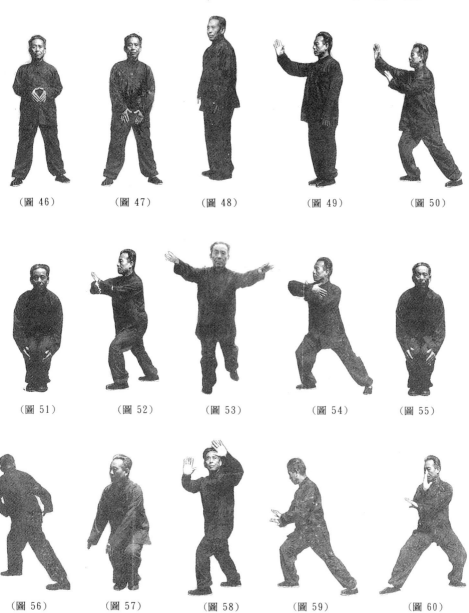

（圖 46）　　（圖 47）　　（圖 48）　　（圖 49）　　（圖 50）

（圖 51）　　（圖 52）　　（圖 53）　　（圖 54）　　（圖 55）

（圖 56）　　（圖 57）　　（圖 58）　　（圖 59）　　（圖 60）

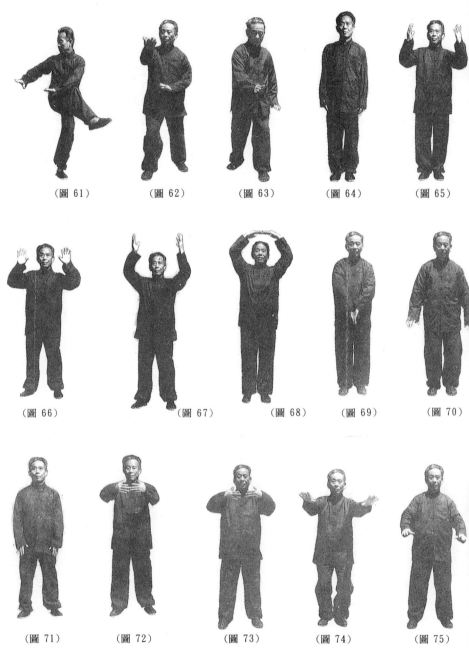

（圖 61） （圖 62） （圖 63） （圖 64） （圖 65）

（圖 66） （圖 67） （圖 68） （圖 69） （圖 70）

（圖 71） （圖 72） （圖 73） （圖 74） （圖 75）

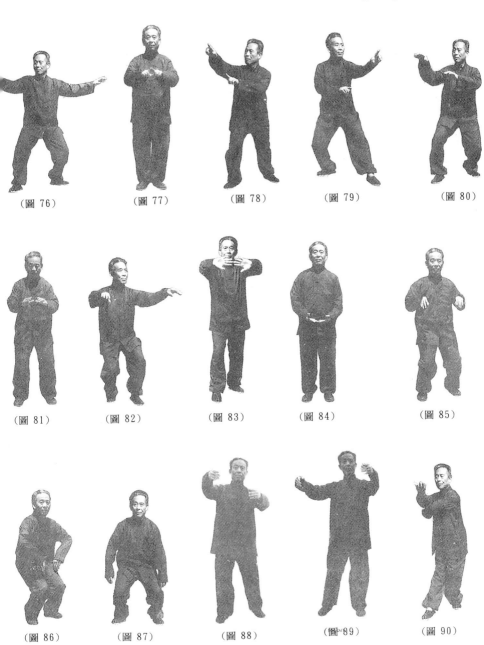

（圖 76）　　　（圖 77）　　　（圖 78）　　　（圖 79）　　　（圖 80）

（圖 81）　　　（圖 82）　　　（圖 83）　　　（圖 84）　　　（圖 85）

（圖 86）　　　（圖 87）　　　（圖 88）　　　（圖 89）　　　（圖 90）

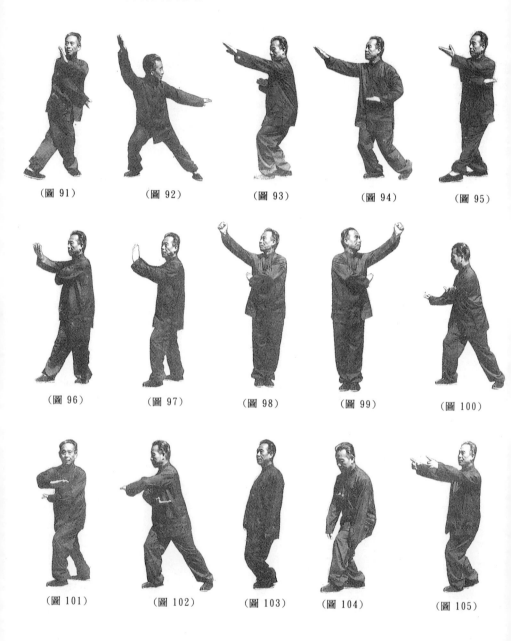

（圖 91）　　　（圖 92）　　　（圖 93）　　　（圖 94）　　　（圖 95）

（圖 96）　　　（圖 97）　　　（圖 98）　　　（圖 99）　　　（圖 100）

（圖 101）　　　（圖 102）　　　（圖 103）　　　（圖 104）　　　（圖 105）

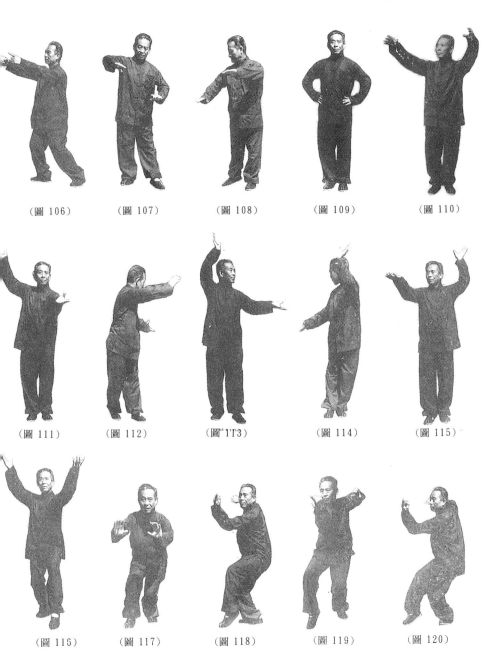

（圖 106）　　　（圖 107）　　　（圖 108）　　　（圖 109）　　　（圖 110）

（圖 111）　　　（圖 112）　　　（圖 113）　　　（圖 114）　　　（圖 115）

（圖 116）　　　（圖 117）　　　（圖 118）　　　（圖 119）　　　（圖 120）

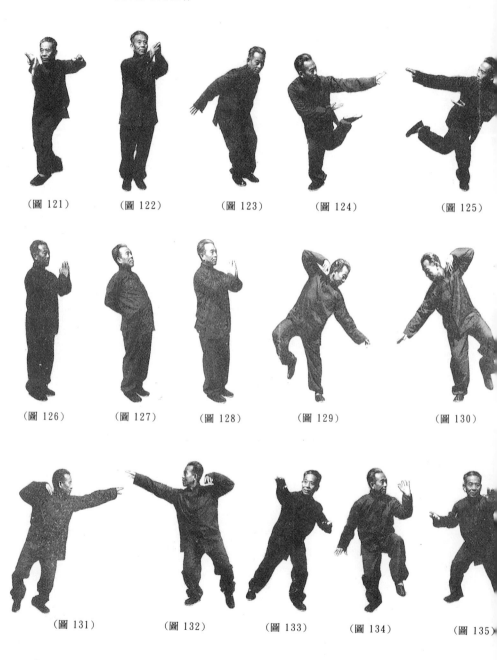

（圖 121）　　　（圖 122）　　　（圖 123）　　　（圖 124）　　　（圖 125）

（圖 126）　　　（圖 127）　　　（圖 128）　　　（圖 129）　　　（圖 130）

（圖 131）　　　（圖 132）　　　（圖 133）　　　（圖 134）　　　（圖 135）

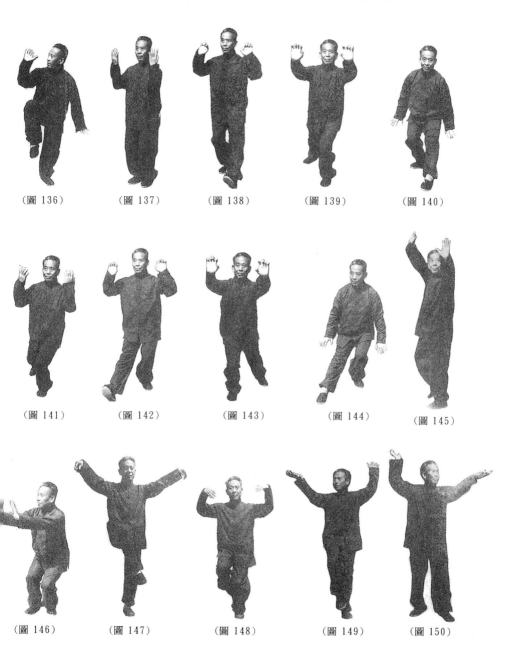

（圖 136）　　（圖 137）　　（圖 138）　　（圖 139）　　（圖 140）

（圖 141）　　（圖 142）　　（圖 143）　　（圖 144）　　（圖 145）

（圖 146）　　（圖 147）　　（圖 148）　　（圖 149）　　（圖 150）

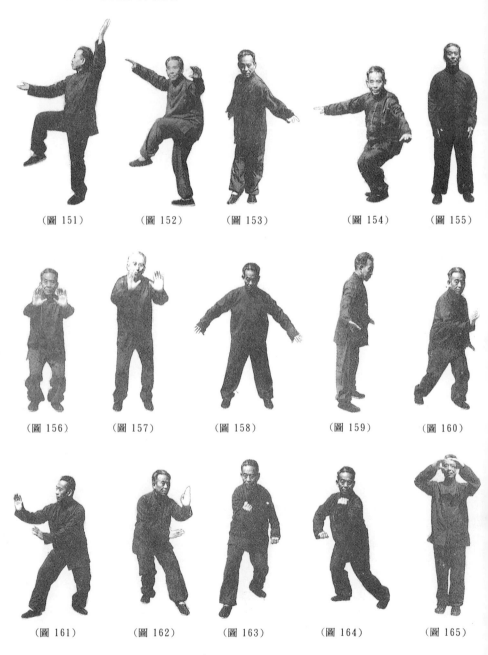

（圖 151）　　　（圖 152）　　　（圖 153）　　　　（圖 154）　　　（圖 155）

（圖 156）　　　（圖 157）　　　（圖 158）　　　　（圖 159）　　　（圖 160）

（圖 161）　　　（圖 162）　　　（圖 163）　　　（圖 164）　　　（圖 165）

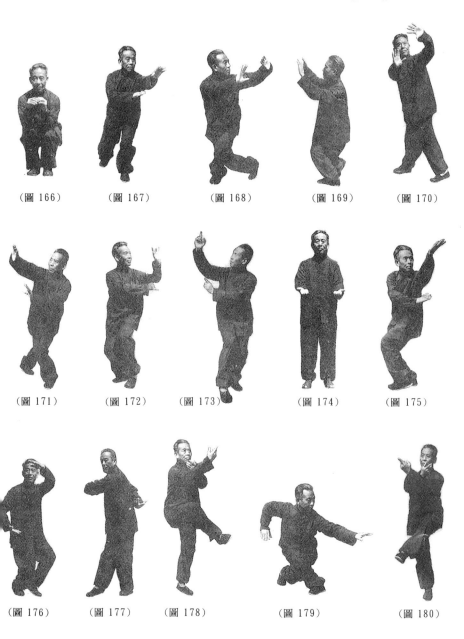

（圖 166）　　　（圖 167）　　　（圖 168）　　　（圖 169）　　　（圖 170）

（圖 171）　　　（圖 172）　　　（圖 173）　　　（圖 174）　　　（圖 175）

（圖 176）　　　（圖 177）　　　（圖 178）　　　（圖 179）　　　（圖 180）

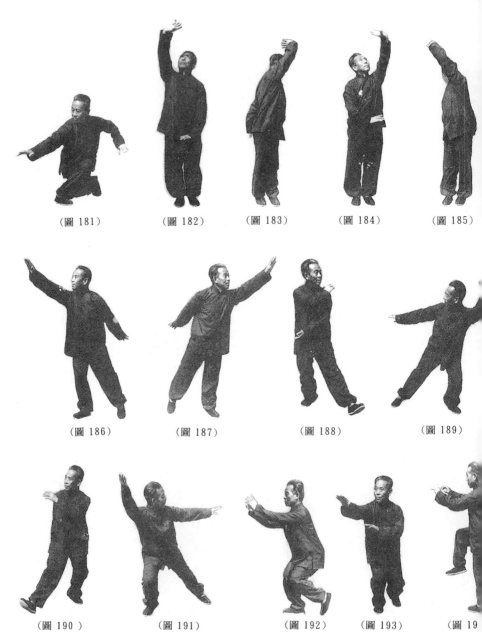

（圖 181）　　　（圖 182）　　　（圖 183）　　　（圖 184）　　　（圖 185）

（圖 186）　　　（圖 187）　　　（圖 188）　　　（圖 189）

（圖 190 ）　　　（圖 191）　　　（圖 192）　　　（圖 193）　　　（圖 19

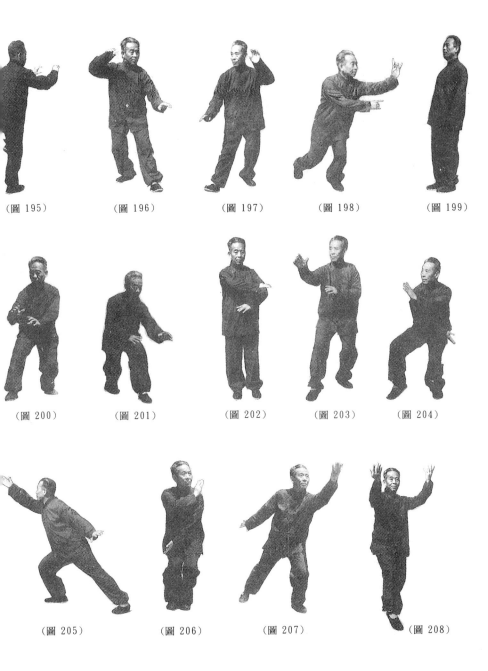

（圖 195）　　　（圖 196）　　　（圖 197）　　　（圖 198）　　　（圖 199）

（圖 200）　　　（圖 201）　　　（圖 202）　　　（圖 203）　　　（圖 204）

（圖 205）　　　（圖 206）　　　（圖 207）　　　（圖 208）

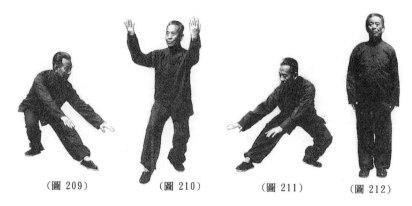

（圖 209）　　　（圖 210）　　　（圖 211）　　　（圖 212）

大展出版社有限公司
品冠文化出版社

圖書目錄

地址：台北市北投區(石牌)　　電話：(02)28236031
　　　致遠一路二段 12 巷 1 號　　　　28236033
郵撥：0166955～1　　　　傳真：(02)28272069

・法律專欄連載・ 大展編號 58

台大法學院　　法律學系／策劃
　　　　　　　法律服務社／編著
1. 別讓您的權利睡著了(1)　　　　　　200 元
2. 別讓您的權利睡著了(2)　　　　　　200 元

・武 術 特 輯・ 大展編號 10

1. 陳式太極拳入門　　　　　馮志強編著　180 元
2. 武式太極拳　　　　　　　郝少如編著　200 元
3. 練功十八法入門　　　　　蕭京凌編著　120 元
4. 教門長拳　　　　　　　　蕭京凌編著　150 元
5. 跆拳道　　　　　　　　　蕭京凌編譯　180 元
6. 正傳合氣道　　　　　　　程曉鈴譯　　200 元
7. 圖解雙節棍　　　　　　　陳銘遠著　　150 元
8. 格鬥空手道　　　　　　　鄭旭旭編著　200 元
9. 實用跆拳道　　　　　　　陳國榮編著　200 元
10. 武術初學指南　　李文英、解守德編著　250 元
11. 泰國拳　　　　　　　　　陳國榮著　　180 元
12. 中國式摔跤　　　　　　黃　斌編著　　180 元
13. 太極劍入門　　　　　　　李德印編著　180 元
14. 太極拳運動　　　　　　　運動司編　　250 元
15. 太極拳譜　　　　　清・王宗岳等著　　280 元
16. 散手初學　　　　　　　冷　峰編著　　200 元
17. 南拳　　　　　　　　　　朱瑞琪編著　180 元
18. 吳式太極劍　　　　　　　王培生著　　200 元
19. 太極拳健身與技擊　　　　王培生著　　250 元
20. 秘傳武當八卦掌　　　　　狄兆龍著　　250 元
21. 太極拳論譚　　　　　　沈　壽著　　　250 元
22. 陳式太極拳技擊法　　　馬　虹著　　　250 元
23. 三十四式 太極 拳劍　　　　闞桂香著　　180 元
24. 楊式秘傳 129 式太極長拳　張楚全著　　280 元
25. 楊式太極拳架詳解　　　　林炳堯著　　280 元

1

26. 華佗五禽劍	劉時榮著	180 元
27. 太極拳基礎講座：基本功與簡化 24 式	李德印著	250 元
28. 武式太極拳精華	薛乃印著	200 元
29. 陳式太極拳拳理闡微	馬 虹著	350 元
30. 陳式太極拳體用全書	馬 虹著	400 元
31. 張三豐太極拳	陳占奎著	200 元
32. 中國太極推手	張 山主編	300 元
33. 48 式太極拳入門	門惠豐編著	220 元
34. 太極拳奇人奇功	嚴翰秀編著	250 元
35. 心意門秘籍	李新民編著	220 元
36. 三才門乾坤戊己功	王培生編著	200 元
37. 武式太極劍精華 +VCD	薛乃印編著	350 元
38. 楊式太極拳	傅鐘文演述	200 元
39. 陳式太極拳、劍 36 式	闞桂香編著	250 元

· 原地太極拳系列 · 大展編號 11

1. 原地綜合太極拳 24 式	胡啟賢創編	220 元
2. 原地活步太極拳 42 式	胡啟賢創編	200 元
3. 原地簡化太極拳 24 式	胡啟賢創編	200 元
4. 原地太極拳 12 式	胡啟賢創編	200 元

· 名師出高徒 · 大展編號 111

1. 武術基本功與基本動作	劉玉萍編著	200 元
2. 長拳入門與提高	吳彬 等著	220 元
3. 劍術刀術入門與提高	楊柏龍等著	元
4. 棍術、槍術入門與提高	邱丕相編著	元
5. 南拳入門與提高	朱瑞琪編著	元
6. 散手入門與提高	張 山等著	元
7. 太極拳入門與提高	李德印編著	元
8. 太極推手入門與提高	田金龍編著	元

· 道 學 文 化 · 大展編號 12

1. 道在養生：道教長壽術	郝 勤等著	250 元
2. 龍虎丹道：道教內丹術	郝 勤著	300 元
3. 天上人間：道教神仙譜系	黃德海著	250 元
4. 步罡踏斗：道教祭禮儀典	張澤洪著	250 元
5. 道醫窺秘：道教醫學康復術	王慶餘等著	250 元
6. 勸善成仙：道教生命倫理	李 剛著	250 元
7. 洞天福地：道教宮觀勝境	沙銘壽著	250 元
8. 青詞碧簫：道教文學藝術	楊光文等著	250 元

9. 沈博絕麗：道教格言精粹　　　　　朱耕發等著　250 元

・易學智慧・大展編號 122

1. 易學與管理	余敦康主編	250 元
2. 易學與養生	劉長林等著	300 元
3. 易學與美學	劉綱紀等著	300 元
4. 易學與科技	董光壁　著	元
5. 易學與建築	韓增祿　著	元
6. 易學源流	鄭萬耕　著	元
7. 易學的思維	傅雲龍等著	元
8. 周易與易圖	李　申　著	元

・神算大師・大展編號 123

1. 劉伯溫神算兵法	應　涵編著	280 元
2. 姜太公神算兵法	應　涵編著	元
3. 鬼谷子神算兵法	應　涵編著	元
4. 諸葛亮神算兵法	應　涵編著	元

・秘傳占卜系列・大展編號 14

1. 手相術	淺野八郎著	180 元
2. 人相術	淺野八郎著	180 元
3. 西洋占星術	淺野八郎著	180 元
4. 中國神奇占卜	淺野八郎著	150 元
5. 夢判斷	淺野八郎著	150 元
6. 前世、來世占卜	淺野八郎著	150 元
7. 法國式血型學	淺野八郎著	150 元
8. 靈感、符咒學	淺野八郎著	150 元
9. 紙牌占卜術	淺野八郎著	150 元
10. ESP 超能力占卜	淺野八郎著	150 元
11. 猶太數的秘術	淺野八郎著	150 元
12. 新心理測驗	淺野八郎著	160 元
13. 塔羅牌預言秘法	淺野八郎著	200 元

・趣味心理講座・大展編號 15

1. 性格測驗① 探索男與女	淺野八郎著	140 元
2. 性格測驗② 透視人心奧秘	淺野八郎著	140 元
3. 性格測驗③ 發現陌生的自己	淺野八郎著	140 元
4. 性格測驗④ 發現你的真面目	淺野八郎著	140 元
5. 性格測驗⑤ 讓你們吃驚	淺野八郎著	140 元

·婦 幼 天 地· 大展編號 16

・青 春 天 地・ 大展編號 17

・健 康 天 地・大展編號 18

7

・實用女性學講座・ 大展編號 19

·校園系列· 大展編號 20

1.	讀書集中術	多湖輝著	180 元
2.	應考的訣竅	多湖輝著	150 元
3.	輕鬆讀書贏得聯考	多湖輝著	180 元
4.	讀書記憶秘訣	多湖輝著	180 元
5.	視力恢復！超速讀術	江錦雲譯	180 元
6.	讀書 36 計	黃柏松編著	180 元
7.	驚人的速讀術	鐘文訓編著	170 元
8.	學生課業輔導良方	多湖輝著	180 元
9.	超速讀超記憶法	廖松濤編著	180 元
10.	速算解題技巧	宋釗宜編著	200 元
11.	看圖學英文	陳炳崑編著	200 元
12.	讓孩子最喜歡數學	沈永嘉譯	180 元
13.	催眠記憶術	林碧清譯	180 元
14.	催眠速讀術	林碧清譯	180 元
15.	數學式思考學習法	劉淑錦譯	200 元
16.	考試憑要領	劉孝暉著	180 元
17.	事半功倍讀書法	王毅希著	200 元
18.	超金榜題名術	陳蒼杰譯	200 元
19.	靈活記憶術	林耀慶編著	180 元
20.	數學增強要領	江修楨編著	180 元

·實用心理學講座· 大展編號 21

1.	拆穿欺騙伎倆	多湖輝著	140 元
2.	創造好構想	多湖輝著	140 元
3.	面對面心理術	多湖輝著	160 元
4.	偽裝心理術	多湖輝著	140 元
5.	透視人性弱點	多湖輝著	180 元
6.	自我表現術	多湖輝著	180 元
7.	不可思議的人性心理	多湖輝著	180 元
8.	催眠術入門	多湖輝著	150 元
9.	責罵部屬的藝術	多湖輝著	150 元
10.	精神力	多湖輝著	150 元
11.	厚黑說服術	多湖輝著	150 元
12.	集中力	多湖輝著	150 元
13.	構想力	多湖輝著	150 元
14.	深層心理術	多湖輝著	160 元
15.	深層語言術	多湖輝著	160 元
16.	深層說服術	多湖輝著	180 元
17.	掌握潛在心理	多湖輝著	160 元
18.	洞悉心理陷阱	多湖輝著	180 元

國家圖書館出版品預行編目資料

三才門乾坤戊己功／王培生著
－初版－臺北市，大展，民 90
　面；21 公分－（武術特輯；36）
　ISBN 957-468-075-4（平裝）
　1. 氣功
411.12　　　　　　　　90006559

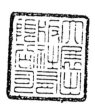

三才門乾坤戊己功

ISBN 957-468-075-4

著　　者／王　培　生
發 行 人／蔡　森　明
出 版 者／大展出版社有限公司
社　　址／台北市北投區（石牌）致遠一路 2 段 12 巷 1 號
電　　話／(02) 28236031・28236033・28233123
傳　　真／(02) 28272069
郵政劃撥／01669551
E　m　i　l／dah-jaan@ms9.tisnet.net.tw
登 記 證／局版臺業字第 2171 號
承 印 者／國順圖書印刷公司
裝　　訂／嶸興裝訂有限公司
排 版 者／千兵企業有限公司
初版 1 刷／2001 年（民 90 年） 7 月
初版發行／2001 年（民 90 年） 8 月

定　價／220 元

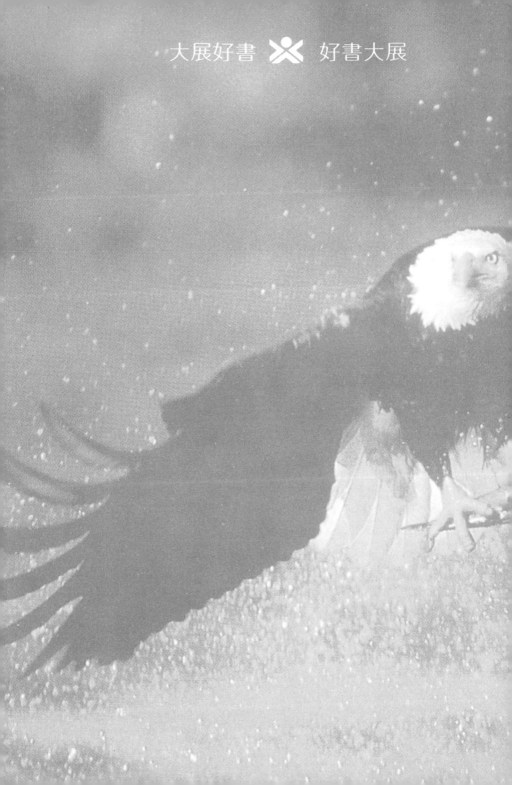

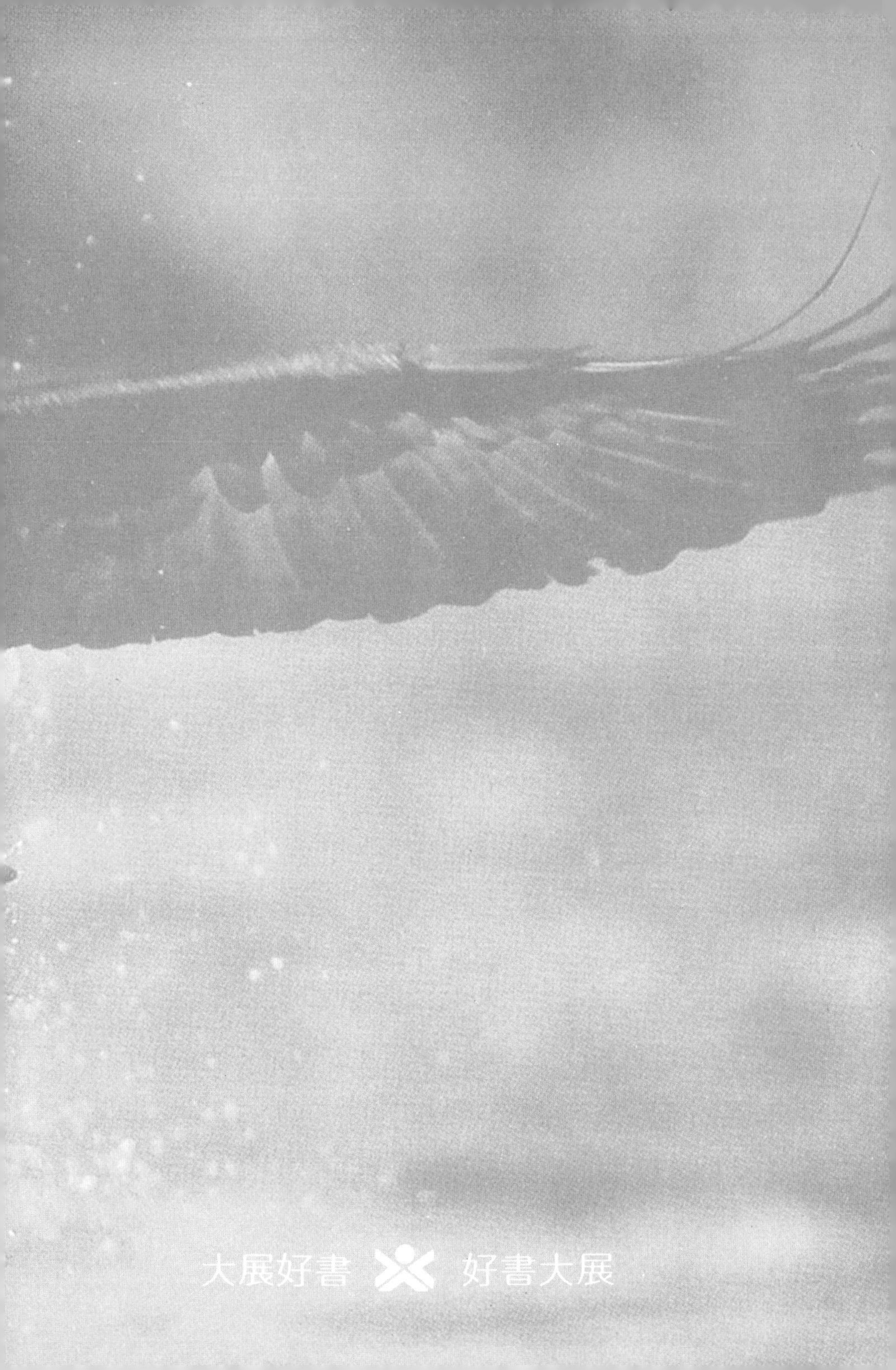
大展好書 好書大展